CISTUS INCANUS

eine Heilpflanze neu entdeckt

Dr. Susanne Finzel

Dr. Susanne Finzel
CISTUS INCANUS - eine Heilpflanze neu entdeckt
1. Auflage
Hamburg: Verlag Pro Gesundheit, Hamburg, 2006

ISBN-10: 3-00-018785-5
ISBN-13: 978-3-00-018785-8

eMail: verlag@pro-gesundheit.de

Umschlagbild: 4Still - Friederike Niemeyer. www.4still.de

Umschlaggestaltung: Friederike Niemeyer Kommunikationsdesign, Hamburg, www.niemeyer-design.de

Layout und Satz: Friederike Niemeyer Kommunikationsdesign, Hamburg, www.niemeyer-design.de

Alle Fotos der Zistrosen, sowie Fotos der Seiten 18, 31, 67:
4Still - Friederike Niemeyer. www.4still.de

Illustrationen: Anja Beutler, Hamburg

Redaktionelle Bearbeitung: TEXTEREI KÖNIG & KÖNIG, Hamburg

Druck und Gesamtherstellung:
Masuhr Druck- und Verlags GmbH, Reinfeld

Zur Autorin

Dr. Susanne Finzel arbeitete als Produkt-, PR- und Business-Managerin bei verschiedenen Großunternehmen der Ernährungsbranche. Die Grundlagen für ihre Tätigkeiten bilden ihr ernährungswissenschaftliches Studium an der Justus-Liebig-Universität in Gießen und ihre anschließende Promotion an den Universitäten Hohenheim und Tübingen.

Seit 1992 lehrt die Autorin an der Hochschule für Angewandte Wissenschaften in Hamburg in den Bereichen Ernährungswirtschaft, Innovation und Journalismus. Nebenberuflich ist sie als Lehrkraft für besondere Aufgaben an der Universität Hamburg in den Fachbereichen Ernährung und Gesundheit tätig.

Sie arbeitete als Ressortleiterin Ernährung und Food des Wellnessmagazins vital und ist seit 2000 Geschäftsführerin der Dr. Finzel Pro Gesundheit GmbH. Dort leistet sie u. a. ernährungs- und naturwissenschaftliche Beratung, Schulungen und Vorträge für Marketing und Vertrieb kleinerer bis hin zu internationalen Unternehmen.

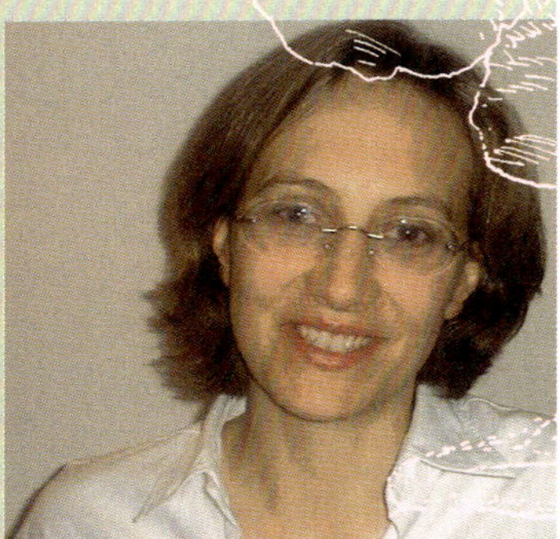

INHALT

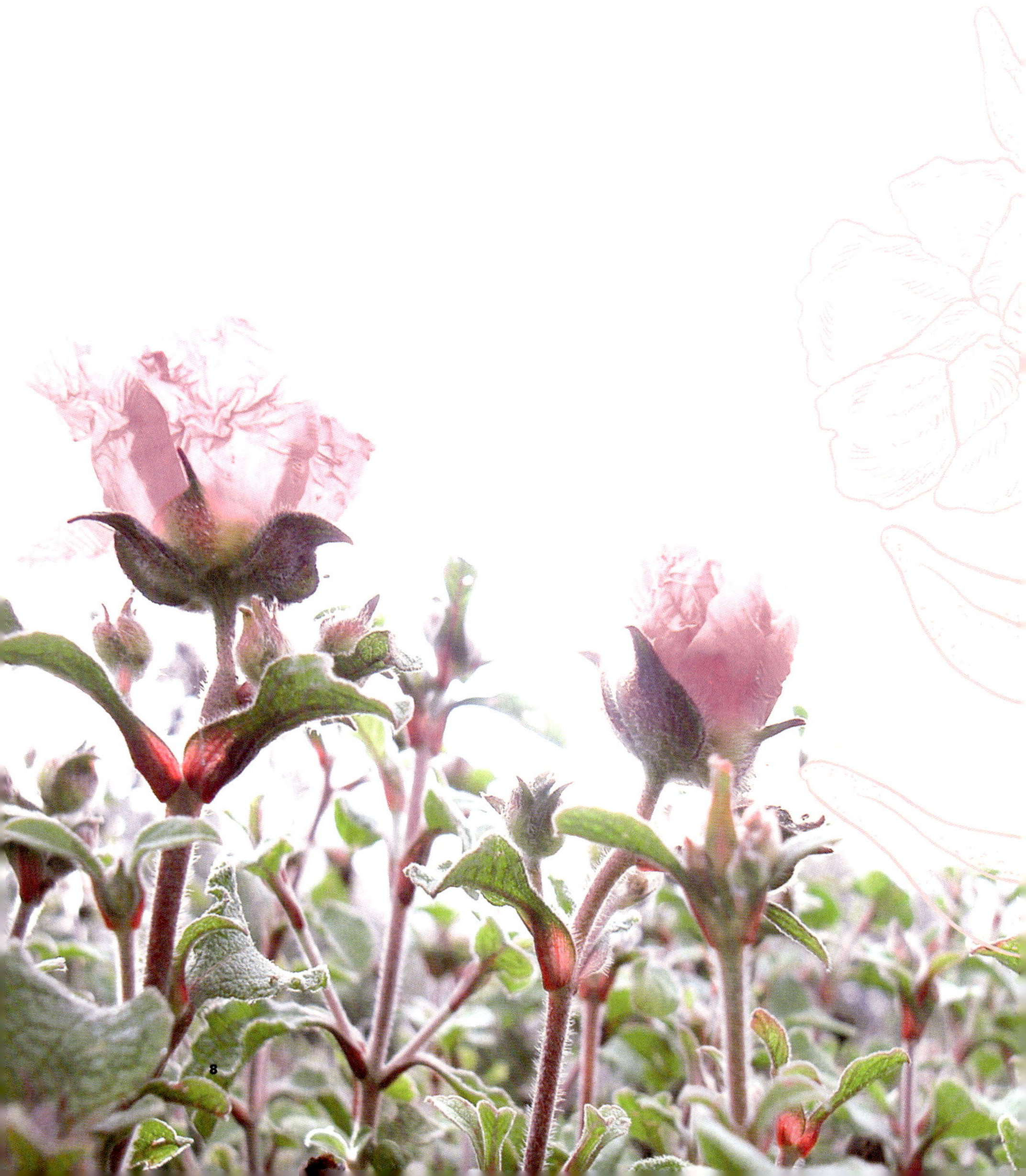

EINFÜHRUNG

Ein uraltes, vergessenes griechisches Heilkraut steht wieder hoch im Kurs. Es ist eine Pflanze, die Sie im Moment in keinem der üblichen Kräuter- oder Heilpflanzenverzeichnisse finden und zu der es lange so gut wie keine Forschung gab – das ist das Überraschende dabei. Sein Name: Cistus oder auch Zistrose (sprich Zist-Rose), ein Strauch, der im Mittelmeerraum wächst. Auf dieses Kraut schwören die Mönche der berühmten griechischen Athos-Klöster seit Jahrhunderten: Cistus gilt in der griechischen Klostermedizin als Universalheilmittel bei vielerlei Beschwerden des Alltags. Das unscheinbare Kraut der Pflanze wird traditionell bei Hals- und Ohrenschmerzen, bei Magen-Darm-Verstimmungen, Haut- und Schleimhauterkrankungen, Juckreiz, zur Wundheilung und Blutstillung eingesetzt.

In diesem Buch finden Sie umfangreiche Informationen über die Zistrose, über ihre Botanik, ihre lange Geschichte, die bis in biblische Zeiten zurückreicht, und den Stellenwert, den sie sich in den letzten Jahren in der modernen Wissenschaft erobert hat – als Waffe gegen Viren, Bakterien und Pilze. 1999 wurde Cistus incanus wegen seiner vielfältigen therapeutischen Einsatzmöglichkeiten zur „Pflanze des Jahres“ gewählt, und kürzlich machte er als mögliche Waffe gegen Vogelgrippe Schlagzeilen. Sie erfahren weiterhin, welche Rolle der Cistus für unser Immunsystem spielt und erhalten detaillierte Informationen über seine vielfältigen Anwendungsmöglichkeiten.

BOTANIK
KIND DER HITZE UND TROCKENHEIT

Die medizinischen Forschungen beziehen sich auf „Cistus incanus tauricus", eine von 20 Cistus-Arten. Sie ist ein Kind der Hitze und Trockenheit und wächst neben Lavendel, Ginster, Rosmarin und Salbei an den kargen Hängen der griechischen Berge, aber auch auf Zypern, in Jugoslawien und an vielen anderen unberührten Stellen des Mittelmeerraums.

Der bis zu einem Meter hohe Strauch trägt das Symbol der Sonne und Wärme in sich, ist aber äußerst kälte- und frostempfindlich. Nicht umsonst heißt das Gewächs im Englischen „ice-plant" oder „frostweed". Wenn man die Pflanze am kühlen Morgen unter die Lupe nimmt, sieht man an den Trieben nicht wie bei anderen Sträuchern glitzernde Tautropfen, sondern winzige Eiskristalle. Diese Erscheinung hat schon manchen Botaniker ins Rätseln gebracht. Woher schöpft die Zistrose diese Kälte, um Eiskristalle bilden zu können? Wahrscheinlich speichert sie den Frost im eigenen Körper und bringt ihn beim Morgengrauen ans Tageslicht.

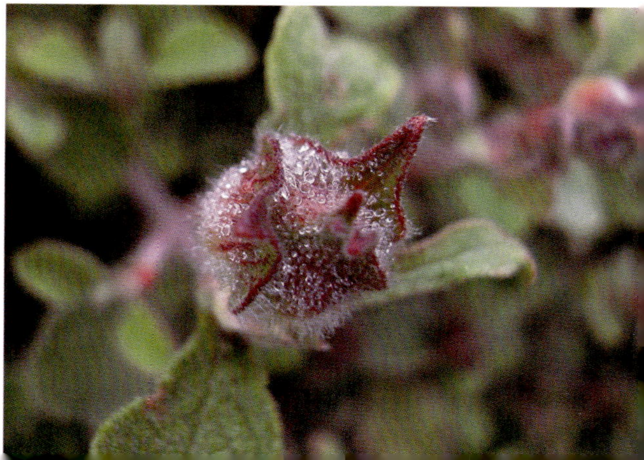

Die häufigen sommerlichen Waldbrände im Mittelmeerraum machen dem Cistus nichts aus. Im Gegenteil: Er hat sich diesen Umständen vorbildlich angepasst und nutzt die bei den Bränden entstehenden Winde, seinen Samen zu verteilen. Durch die Hitzeeinwirkung des Feuers kommt er überhaupt erst zur optimalen Keimung. Der Überlebenskünstler hat eine hohe ökologische Bedeutung im Mittelmeerraum: Er sorgt dafür, dass sich die Pflanzenwelt nach einem Waldbrand schnell verjüngt – ein widerstandsfähiger Schatz der Natur, robust und energisch.

Die zartrosa oder kräftig rosafarbenen Cistusblüten erinnern an die bei uns heimischen wilden Heckenrosen. Sie entfalten sich am Morgen und wirken noch in ihrer schönsten Blüte leicht zerknittert. Schon nach wenigen Stunden verlieren sie ihre Blütenblätter, doch glücklicherweise hat ein Strauch viele Dutzend Blüten, die zwischen April und Juni Gelegenheit haben, ihre zarte Schönheit zu entfalten. Wenn wir die Nase an die Blüten führen und tief einatmen, gehen wir allerdings leer aus. So schön die Zistrose ist – sie besitzt keinen Blumenduft. Nur die graubehaarten Zweige und Blätter des Strauches verströmen einen herb-aromatischen Geruch. In dem Blattwerk ist Harz eingelagert, das die Pflanze vor Hitze und Feuer schützt. Vermutlich ist dieses Harz, Labdanum (auch Ladanum) genannt, mit der biblischen Myrrhe identisch. Zu Heilzwecken erntet man alle über der Erde wachsenden Teile der Pflanze, kocht sie in Wasser und stellt so ein Extrakt her. Um es in Kapseln zu bringen, wird das Extrakt getrocknet.

BESCHREIBUNG

Cistus wächst wild auf unberührten Böden Südeuropas, vor allem in der typischen Macchia-Landschaft Nordgriechenlands auf Kalk- und Silikatgestein. Der frostempfindliche Strauch mit seinen behaarten Zweigen erreicht Wuchshöhen von 30 bis 100 cm. Die lanzettenförmigen Blätter werden 3 bis 15 mm lang und sind von grüner bis graugrüner Farbe. Die Blüten haben einen Durchmesser von 4 bis 6 cm und stehen einzeln oder in Dolden bis zu siebent. Die fünf Kelchblätter sind lang zugespitzt und behaart. Die fünf Kronblätter sind rosa- oder violettrot und zerknittert.

STECKBRIEF

Wissenschaftlicher Name	Cistus incanus ssp. tauricus Folium
Synonyme	Cistus creticus, Cistus corsicus, Graubehaarte Zistrose
Klasse	Dreifurchenpollen-Zweikeimblättrige (Rosopsida)
Unterklasse	Rosenähnliche (Rosidae)
Ordnung	Malvenartige (Malvales)
Familie	Zistrosengewächse (Cistaceae)
Gattung	Zistrosen (Cistus)
Blütezeit	April bis Juni
Inhaltsstoffe	Polyphenole und andere Gerbstoffe, ätherische Öle und Harze
Wirkungen	- antibakteriell, antiviral und antimykotisch (pilzhemmend) - entzündungshemmend, adstringierend und desinfizierend - entgiftend - antioxidativ - abwehrsteigernd

HEILANZEIGEN

- entzündliche Vorgänge im Mund-, Hals- und Rachenraum, z.B. Mandelentzündung, Parodontose, Zahnfleischentzündung
- Reduzierung von Mundgeruch und Kariesprophylaxe
- Hauterkrankungen, z.B. Lippenherpes, Akne, Neurodermitis, Ekzeme, Pilzinfektionen im Genitalbereich, Fuß- und Nagelpilz, Hämorrhoiden, Dekubitus und Säuglings-Windelausschlag
- Stärkung des Immunsystems
- Magen-Darm-Erkrankungen, Durchfall, Verstopfung, Völlegefühl
- Gefäßschutz
- Verbesserung der Knochendichte

Nebenwirkungen/Gegenanzeigen:

Es sind keinerlei Nebenwirkungen oder Wechselwirkungen bei gleichzeitiger Anwendung anderer Mittel bekannt

Anwendung:

innerlich und äußerlich (Sitzbad, Umschlag, Wickel, Waschung, Gurgellösung)

Darreichungsformen:

Tee, Kapsel, Extrakt, Öl, Sirup, Lösung oder Lutschtablette, Salbe, Creme

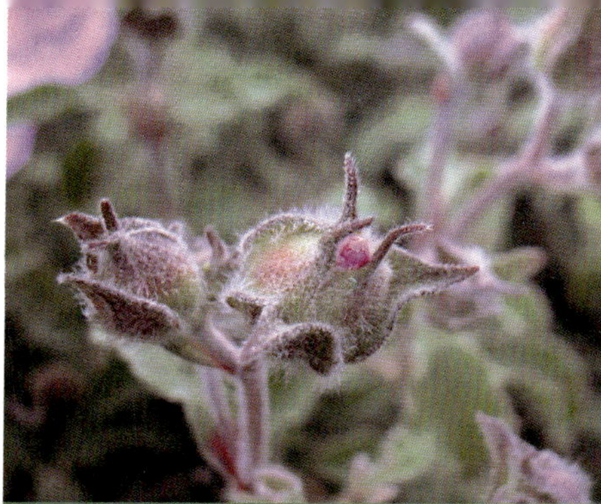

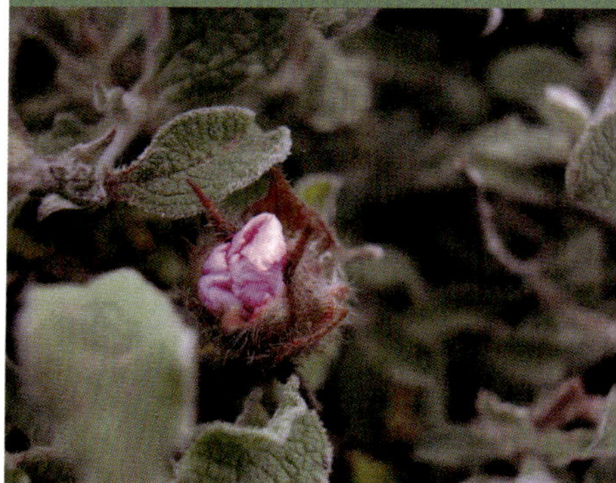

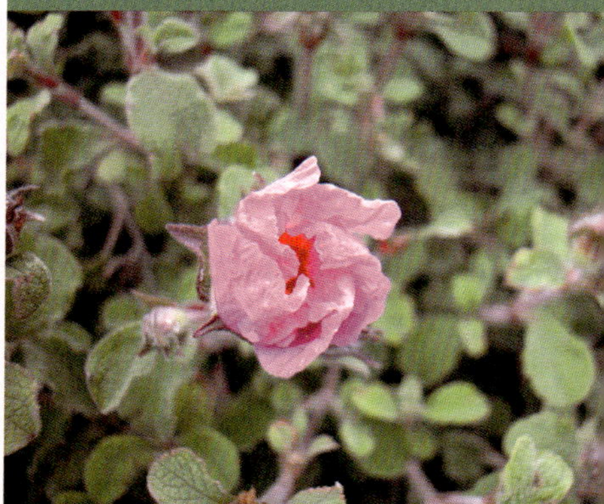

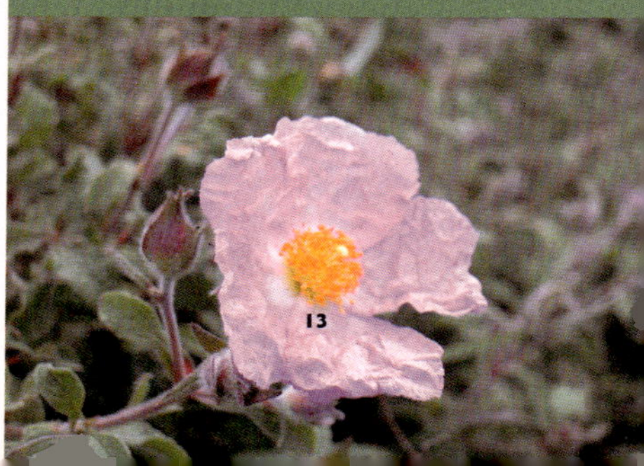

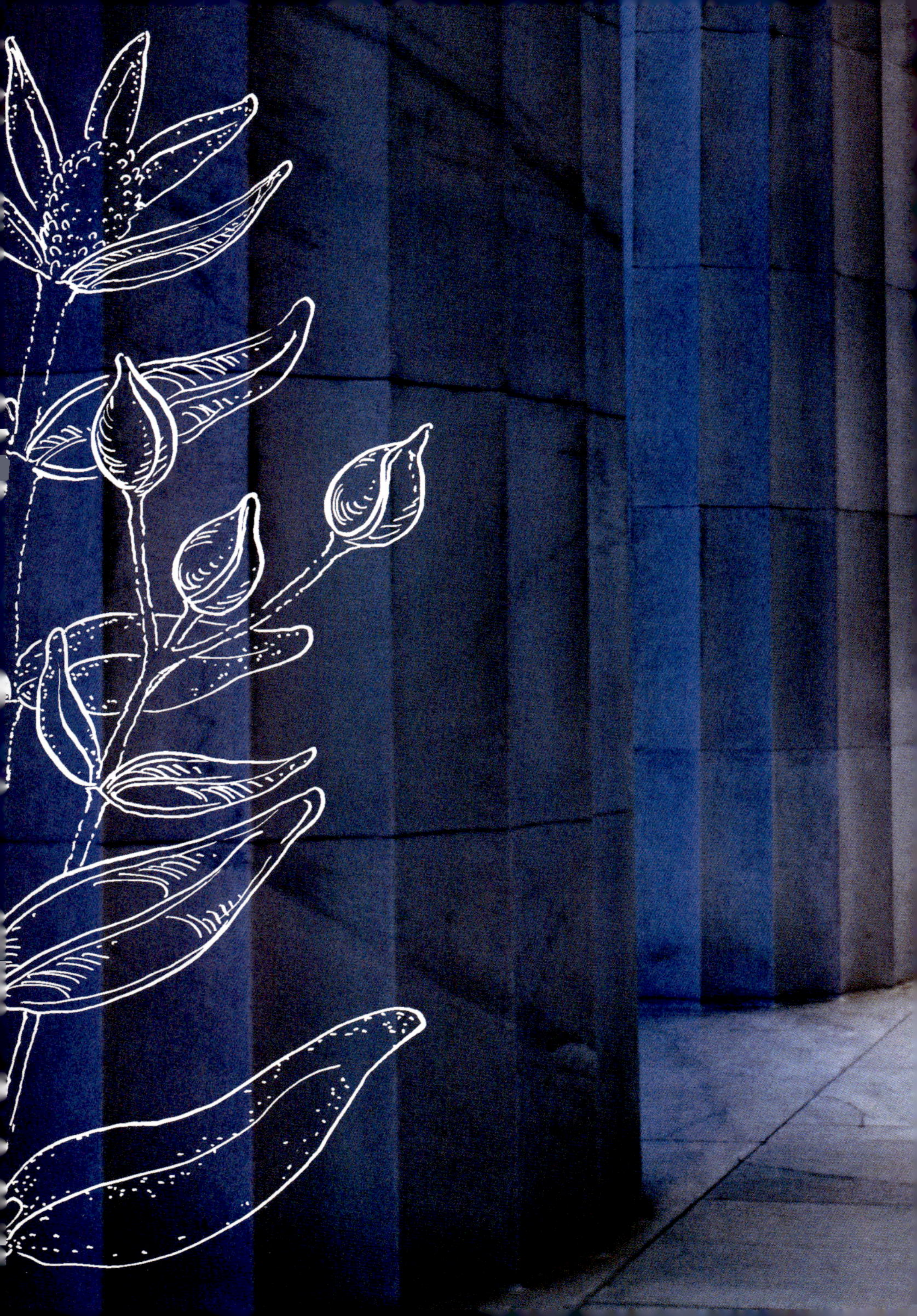

GESCHICHTE
PFLANZE DES OLYMP

Cistus ist ein seit vielen Jahrhunderten geschätztes Heilmittel. Die Mönche der berühmten Athos-Klöster und die griechischen Bauern verwenden es bis heute als Heiltee für die unterschiedlichsten Gesundheitsstörungen. Das Harz, auch Labdanum (Ladanum) genannt, war ein begehrtes Handelsgut, das weit über die Grenzen Griechenlands exportiert wurde. Es wurde für Salben und Duftöle verwendet, als Aphrodisiakum und als Räucherwerk für Badehäuser und Tempel.

Beginnen wir mit der Geschichte von einem Götterstreit, die in Chalkidike, der ideellen Heimat des Cistus erzählt wird: Einst versammelten sich die Götter auf dem Olymp, um festzulegen, welche Pflanze für welche Aufgaben zuständig sein sollte. Cistus wurde wegen seiner behaarten, wachshaltigen Blätter dazu auserkoren, die Wunden der in Schlachten verletzten Krieger zu heilen. Das Argument der Göttervater: Was selbst einen so robusten Schutzmantel hat,

stärke auch die Haut. Die Göttinnen legten Protest ein. Sie wollten das Kraut mit den rosafarbenen Blüten unbedingt für die Schönheitspflege nutzen. Ihre Begründung: Was selbst so zart und schön ist, sei auch prima geeignet, Haut und Haar zu verschönern. Männliche und weibliche Götter kamen schließlich zu einem weisen Schiedsspruch: Cistus sollte für beide Zwecke Verwendung finden: Heilen und Verschönern.

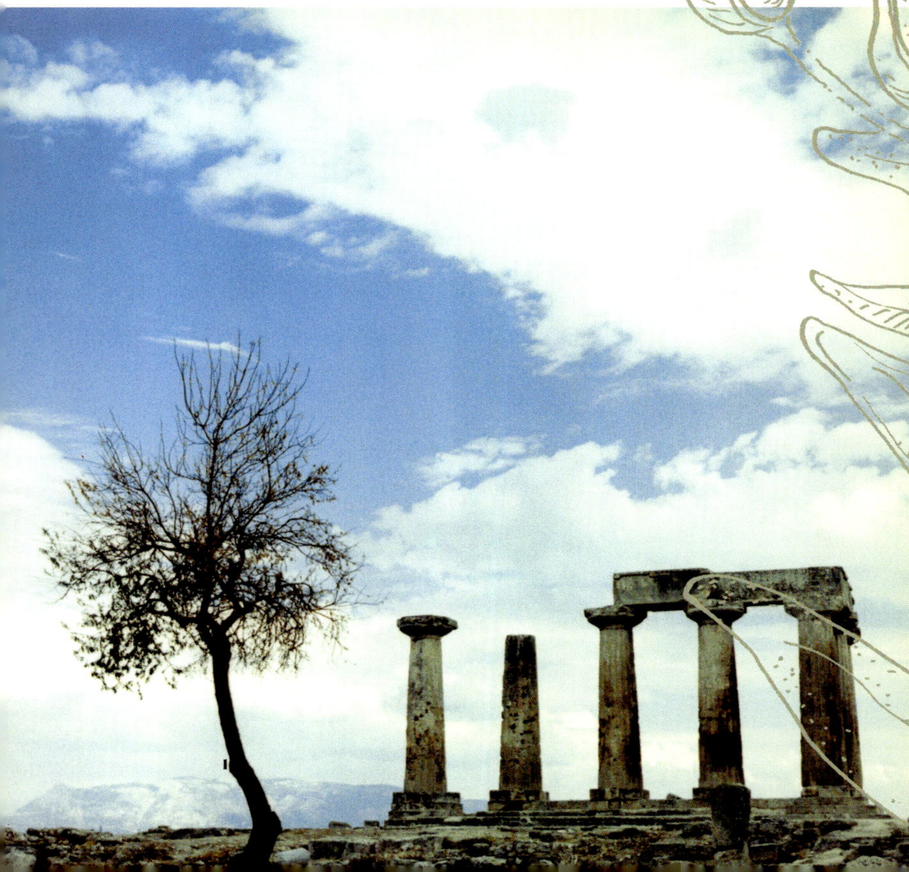

PFLANZE DER BIBEL

Myrrhe und Weihrauch sind nicht die einzigen Pflanzen deren Harze als Heil-, Schönheits- oder Räuchermittel in der Bibel genannt werden. Wie der Botaniker und Buchautor Prof. Michael Zohary („Pflanzen der Bibel", Calwer Verlag) in akribischer Bibelarbeit recherchierte, fand auch das Harz der Zistrose (Labdanum) im Alten Testament Erwähnung:

„Dann setzten sie sich nieder, um zu essen. Als sie nun ihre Augen erhoben, sahen sie eine Karawane von Ismaelitern daherkommen aus Gilead, die ihre Kamele mit Gummi, Balsam und Harz beladen hatten und damit nach Ägypten hinab unterwegs waren."
I. Mose 37, 25

„Da sagte ihr Vater Israel zu ihnen: Wenn es schon sein muss, dann macht es so: Nehmt von den besten Erzeugnissen des Landes in eurem Gepäck mit und überbringt es dem Mann als Geschenk: etwas Mastix, etwas Honig, Tragant und Labdanum, Pistazien und Mandeln."
I. Mose 43,11

Die alten Ägypter und Hebräer schätzten das Harz wegen seines weichen, honigartig-süßen und gleichzeitig moschusähnlichen Aromas. Man verwendete es zusammen mit Kalmus, Koriander, Mastix, Myrrhe, Rosinen, Sandelholz, Styrax, Wacholder, Weihrauch, Wein, Zimt und Zyperngras als Tempelweihrauch. Bei uns fand es im Mittelalter oft als Kardinalsweihrauchmischung Verwendung. In den Kirchen des Ostens wird es auch heute noch als Weihrauch eingesetzt.

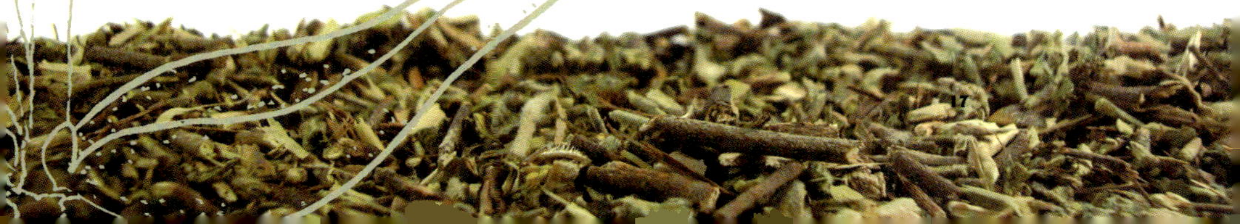

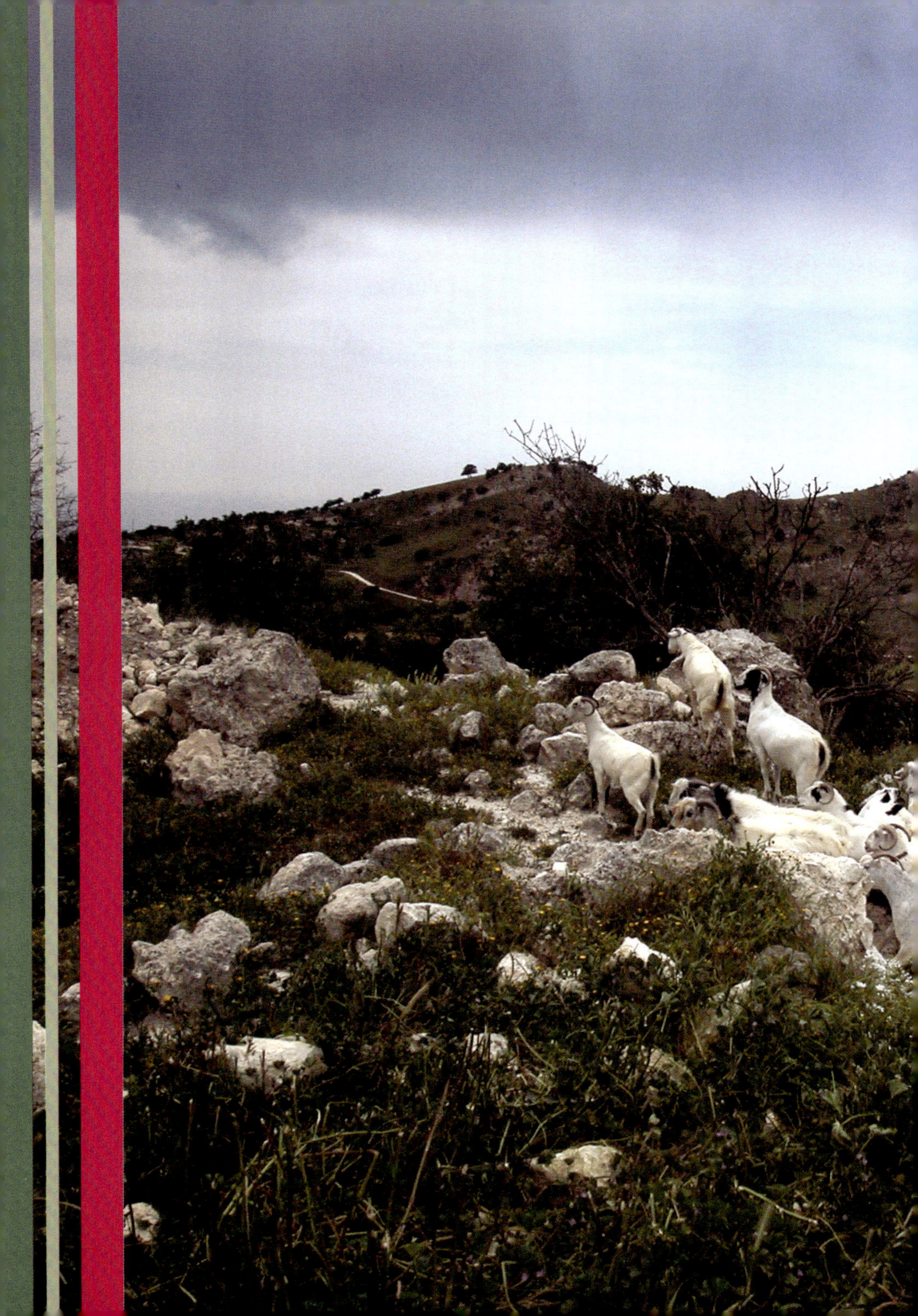

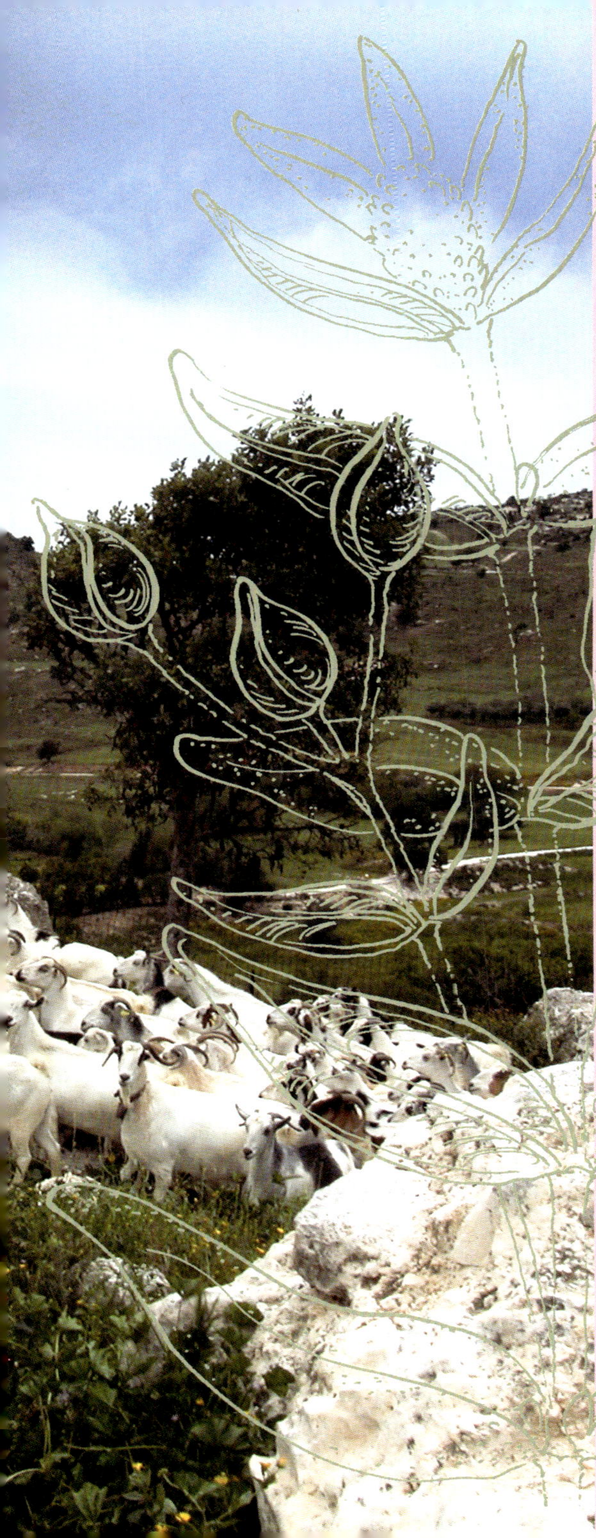

ES WÄCHST ÜBERALL UND IST TROTZDEM RAR

Labdanum war ein rares Gut, auch wenn die Ursprungspflanze, der Cistus, an vielen Orten des Mittelmeerraumes zu finden war. Der Grund war die aufwändige Herstellung. Der griechische Arzt Pedanios Dioskurides (I. Jh. n. Chr.), Verfasser einer fünfbändigen Materia Medica, hat dokumentiert, wie das Harz damals gewonnen wurde:

Die Hirten trieben Ziegen und Schafe dicht an den Zistrosensträuchern vorbei, damit die klebrige Masse am Fell der Tiere hängen blieb. Anschließend scherte man die Schafe und kochte die Wolle in Wasser aus. Nach der Abkühlung blieb auf der Oberfläche des Wassers eine verdichtete Masse zurück, die sich

Das Harz der Zistrose wird Labdanum (auch Ladanum) genannt. Das Wort hat seine Wurzeln im Syrisch-Phönizischen: Die Syrer und Phönizier der Klassik bezeichneten die Pflanze als „ladan", die Hebräer als „loth" = „klebriges Kraut" und nutzten das Harz zur Schönheitspflege, als Räucherwerk und als Heilmittel.

leicht sammeln ließ. Eine andere Methode war das Kämmen der verharzten Tiere: Man benutzte dazu ein kammähnliches Instrument mit Lederstreifen anstelle von Zähnen. Dioskurides Kommentar zu diesem Ernteprozess: „Labdanum hat den schönsten Geruch und stammt vom übelriechendsten Ort, nämlich vom Barte der Ziegen."

Später schlugen die Männer mit einer Art Rechen, an dem Leder oder Lappen befestigt waren, auf die Pflanzen ein, so dass der dicke Saft am Leder hängen blieb. Anschließend schabten sie das Harz mit Messern ab. Noch heute sieht man mit etwas Glück in abgelegenen Landstrichen Griechenlands „Zistrosenschläger" an heißen Tagen übers Land ziehen, um Labdanum zu gewinnen. Für die industrielle Produktion wird das Harz jedoch durch Alkoholextraktion direkt von der Pflanze, inzwischen allerdings meist von der Lack-Zistrose (Cistus ladanifer), einer Schwester der graubehaarten Zistrose (Cistus incanus), gewonnen. Diese produziert bedeutend mehr Harz und kommt nur im westlichen Mittelmeergebiet, in Südfrankreich, Spanien, Portugal und Marokko, vor.

WIE DIE ZISTROSE IN VERGESSENHEIT GERIET

Dioskurides (1. Jh. n. Chr.), dessen Arzneimittellehre für mehr als eineinhalb Jahrtausende maßgeblich sein sollte, lobte die wohltuende Wirkung des Cistus in großen Tönen. Sie helfe bei Hauterkrankungen und Haarausfall, wuchernden Wundnarben, Ohrenschmerzen, Verhärtungen der Gebärmutter, bei Geburten, im Wochenbett und als Diuretikum, Durchfall- und Hustenmittel – ja sogar gegen die Pest. Dass die therapeutische Bedeutung der Zistrose dennoch in Vergessenheit geriet, geht nach Erkenntnissen des Naturheilkundlers Dr. Günter Harnisch („Cystus", Turm-Verlag) auf einen Übersetzungsfehler zurück. Bei der Übertragung von Dioskurides Materia Medica ins Lateinische (600 und 900 nach Chr.) verwechselte ein Mönch die Zistrose mit dem Efeu (Hedera helix). Erst im 16. Jahrhundert korrigierte der deutsche Gelehrte Hans Danz diesen Schnitzer.

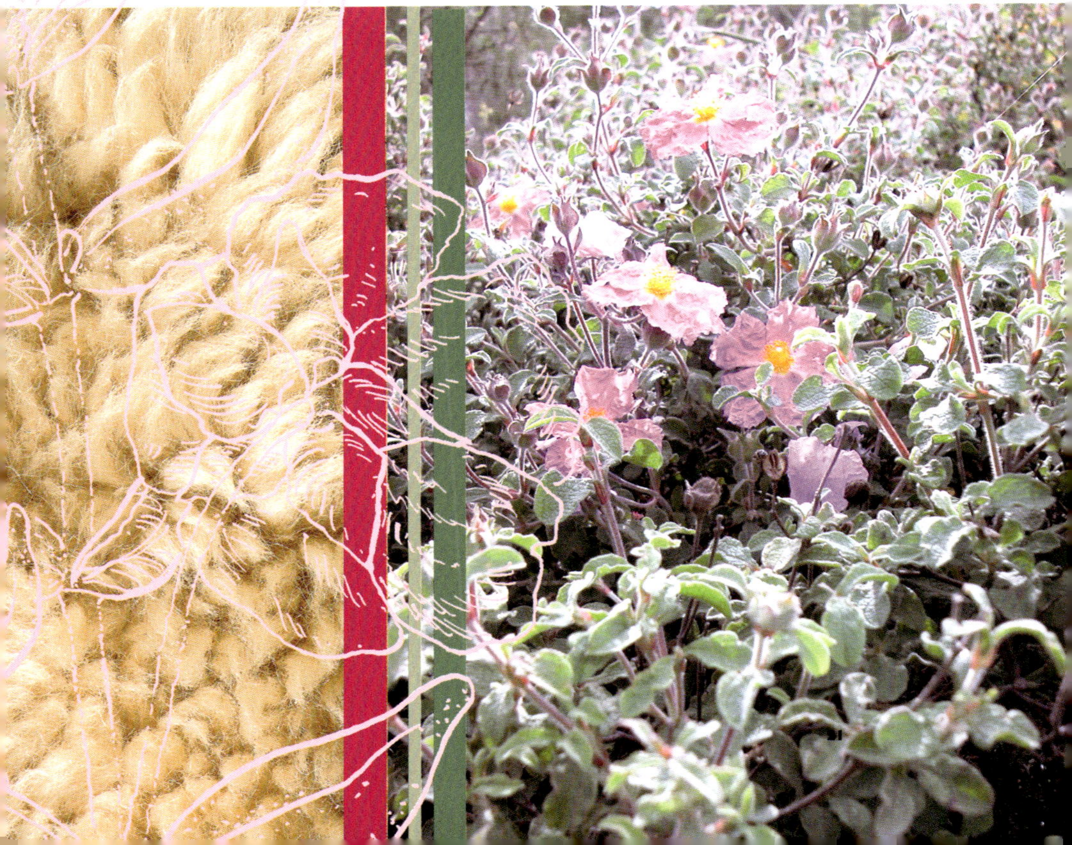

CISTUS IM FOKUS DER MODERNEN WISSENSCHAFT

Laufend entdeckt die Wissenschaft neue Heilpflanzen, die bei gesundheitlichen Beschwerden zuverlässig wirken. Cistus incanus gehört zu den vielversprechendsten Schätzen der Natur. Dabei ist das Kraut keine wirkliche Neuentdeckung – es war nur wegen eines Übersetzungsfehlers lange zu einem therapeutischen Schattendasein verurteilt. Zum Glück haben jüngere Studien das verborgene Heilvermögen der Cistuspflanze wieder ans Licht gebracht.

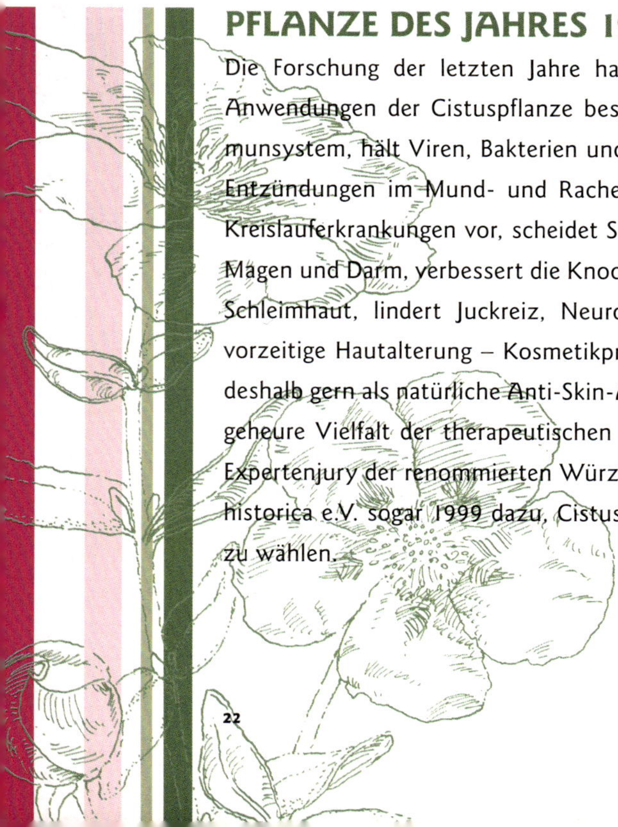

PFLANZE DES JAHRES 1999

Die Forschung der letzten Jahre hat zahlreiche traditionelle Anwendungen der Cistuspflanze bestätigt: Sie stärkt das Immunsystem, hält Viren, Bakterien und Pilze in Schach, hilft bei Entzündungen im Mund- und Rachenraum, beugt Herz- und Kreislauferkrankungen vor, scheidet Schwermetalle aus, saniert Magen und Darm, verbessert die Knochendichte, heilt Haut und Schleimhaut, lindert Juckreiz, Neurodermitis und verhindert vorzeitige Hautalterung – Kosmetikproduzenten setzen Cistus deshalb gern als natürliche Anti-Skin-Age-Substanz ein. Die ungeheure Vielfalt der therapeutischen Möglichkeiten bewog die Expertenjury der renommierten Würzburger Gesellschaft Herba historica e.V. sogar 1999 dazu, Cistus zur „Pflanze des Jahres" zu wählen.

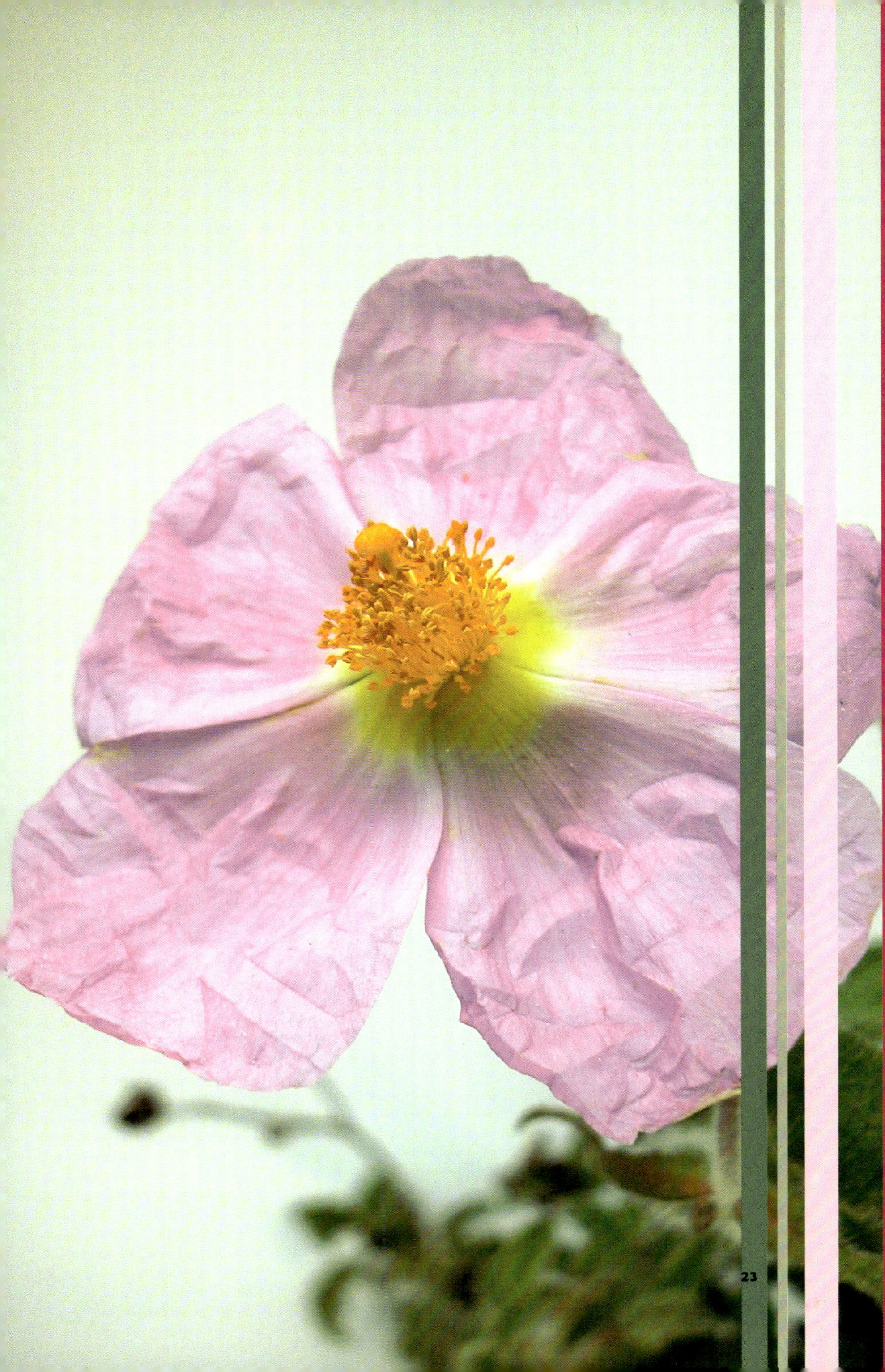

CISTUS ALS RADIKALFÄNGER

Wissenschaftler des LEFO-Instituts in Ahrensburg bei Hamburg verglichen mehrere Tees, Säfte und Weine in ihrer Fähigkeit, so genannte freie Radikale, wie Umweltgifte und schädliche Nebenprodukte des Stoffwechsels, zu neutralisieren. Dabei entdeckten sie, dass Cistustee drei Mal so gesund ist wie Grüntee und Holunderbeersaft. Er schützt das Herz vier Mal besser als Rotwein und besitzt eine 20fach stärkere antioxidative Kraft als frisch gepresster Zitronensaft. Cistus ist auch fünf Mal so wirkungsvoll wie Vitamin C. Die Wirkstoffmenge, die in einer Tasse Tee enthalten ist, hat einen ähnlichen antioxidativen Effekt wie 100 mg Vitamin C.

Die Erklärung: Cistus enthält eine beachtliche Menge hochpotenter Bioaktivstoffe, vor allem bestimmte Gerbsäureverbindungen, bekannt auch als Polyphenole oder „Vitamin P". Diese vitaminähnlichen Substanzen sind besonders wirksame Radikalfänger. Sie fangen aggressive Sauerstoffverbindungen ab und halten so zellschädigende Oxidationsprozesse auf. Sie schützen Haut und Schleimhaut vor Viren, Bakterien und Pilzen, lindern Juckreiz bei Neurodermitis, helfen bei Entzündungen im Mund- und Rachenraum, schützen die Gefäße und beugen Herz- und Kreislauferkrankungen vor, scheiden Schwermetalle aus, sanieren den Darm und halten Alterungsvorgänge auf.

Auf der griechischen Insel Chalkidike trinken die Menschen im Laufe des Tages besonders viel Cistustee – vielleicht ist das der

Grund dafür, dass es dort so viele über 100-Jährige gibt. Mittlerweile gibt es Cistus auch in Kapselform – eine gesunde Alternative für Nicht-Teetrinker.

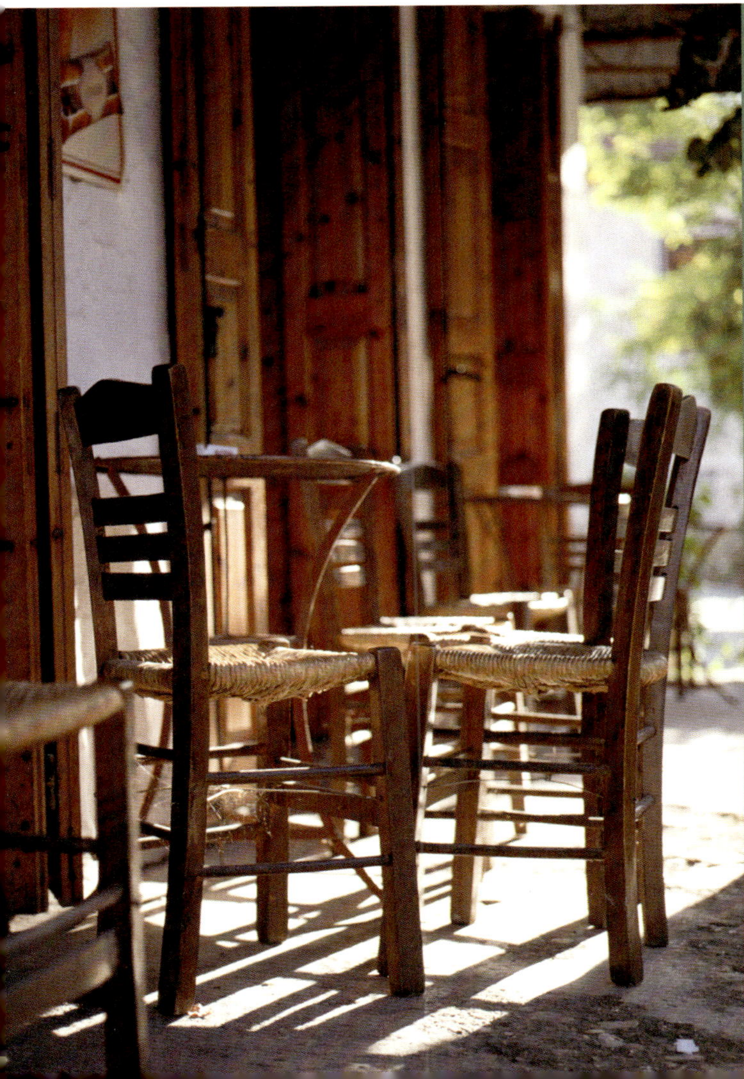

Polyphenole sind hochpotente Radikalfänger. Sie neutralisieren aggressive Sauerstoffverbindungen, stärken unsere Abwehrkräfte und schützen unsere Zellen vor vorzeitigen Alterungsprozessen. Bis vor kurzem galten grüner Tee und Rotwein als die polyphenolreichsten Mittel überhaupt.
Jetzt fand man heraus, dass Cistus drei Mal mehr davon enthält. Seine antioxidative Wirkung ist auch wesentlich ausgeprägter als bei den Zellschutz-Vitaminen C, E, und Beta-Carotin.

FREIE RADIKALE UND IHRE „FÄNGER“

Freie Radikale werden für das vorzeitige Altern und eine Vielzahl verschiedener Krankheiten verantwortlich gemacht. Diese Wegelagerer ziehen durch unseren Körper, immer auf der Suche nach Zellen, die sie angreifen und beschädigen können. Sonnenlicht, Rauchen und falsche Ernährung vermehren die Zahl und die zerstörerische Kraft der freien Radikale. Bekannte Schutzstoffe gegen freie Radikale sind die Vitamine E und C, Beta-Carotin und Bioaktivstoffe, wie Pflanzenfarbstoffe (z.B. Flavonide), besonders jedoch die Polyphenole. Sie fangen die reaktionsfreudigen Sauerstoffmoleküle ab, neutralisieren sie und beenden so den Teufelskreis. Hat der Organismus nicht genügend dieser Antioxidanzien, können sich die schädlichen Substanzen frei entfalten und die Kaskade der Destruktion endlos fortsetzen.

WAFFE GEGEN GRIPPE UND VOGELGRIPPE?

Wissenschaftler des Tübinger Friedrich-Loeffler-Instituts, der Berliner Charité-Klinik und der Universität Münster sind der Erforschung eines Wirkstoffs gegen Grippeviren einen Schritt näher gekommen. Ausgerechnet eine Pflanze weckt die Hoffnungen der Virologen: Extrakte der graubehaarten Zistrose halten die Vermehrung von Grippeviren und Vogelgrippeviren auf und könnten, wenn weitere Studien die Wirksamkeit bestätigen, vorbeugend auch bei einer Grippeepidemie eingesetzt werden. Denn unabhängig von der Vogelgrippe – Experten warnen: Es ist nicht die Frage ob, sondern wann eine Grippeepidemie kommt.

In Zellkulturversuchen behandelten die Forscher des Friedrich-Loeffler-Instituts menschliche Lungenzellen mit unterschiedlichen Konzentrationen des Extrakts und infizierten sie mit dem hochpathogenen Vogelgrippetyp H5N1. Ergebnis: Nach 24 Stunden hatten sich die Viren in den Gefäßen mit den behandelten Zellen in deutlich geringerem Ausmaß vermehrt als in solchen mit unbehandelten Zellen. Je höher die Konzentration des Zistrosenextraktes, desto stärker war der virushemmende Effekt. Bereits im Vorfeld hatten Untersuchungen an der Universität Münster ergeben, dass Cistus „normale" Grippeviren sowie Vogelgrippeviren vom Typ H7N7 eindämmen kann. Doch nicht nur zur Vorbeugung ist Cistus möglicherweise wirksam. Auch nach einer Infektion kann die Substanz verhindern, dass die Vermehrung in eine zweite und dritte Runde geht.

Wie im antiken Griechenland und in der Klostermedizin wird Cistus auch heute gegen Bakterien, Viren und Pilze eingesetzt. Ein wesentlicher Unterschied ist nur, dass diese Wirkweisen inzwischen durch moderne Untersuchungsmethoden belegt sind.

Cistus, eine rein pflanzliche Alternative zu Grippemedikamenten? Möglicherweise ja. Denn die bereits verfügbaren Mittel zeigten in Untersuchungen der Berliner Charité-Klinik nicht nur Nebenwirkungen, sondern erzeugten auch resistente Viren, die dem Wirkstoff trotzten.

Anders bei Cistus: Hier konnten keine Viren gefunden werden, die gegen die Substanz immun waren. Einziges Aber: Bisher wurde die Wirkung nur an Zellkulturen untersucht – ob Cistus im menschlichen Körper den gleichen Effekt hat, lässt sich erst nach klinischen Studien abschließend beurteilen.

NUR EINE GRIPPE?

Die Medizin wäre um ein großes Problem ärmer, wenn Viren immer gleich aussähen. Mit Impfungen könnten die Ärzte uns auf die Abwehr des nächsten Virenangriffs vorbereiten und so gefährliche Virusepidemien eindämmen. Der Trick des Grippevirus: Es benutzt Vögel oder Schweine als Brutstätten für neue Varianten, so dass unser Immunsystem kaum Chancen hat, es wiederzuerkennen.

Ein neuer Virustyp entsteht dann, wenn eine einzige Zelle von zwei unterschiedlichen Viren gleichzeitig befallen wird. Dann können die beiden Viren einzelne Erbgutteile miteinander austauschen. Wird eine Zelle also zur gleichen Zeit von einem Vogel- und einem Menschen-Grippevirus infiziert, entsteht eine Mischform dieser beiden Viren. Ist die genetische Veränderung nur gering, ist es nicht so schlimm. Doch viermal im letzten Jahrhundert rastete ein Virus vollständig aus und wanderte als Massenmörder um die Welt, zuletzt 1977/78 (Russische Grippe). Wann es wieder so weit ist, steht in den Sternen. Forscher spekulieren schon seit Jahren, dass die nächste Pandemie (weltweite Epidemie) bald kommen müsste, weil die letzten etwa im Abstand von 20 Jahre wüteten.

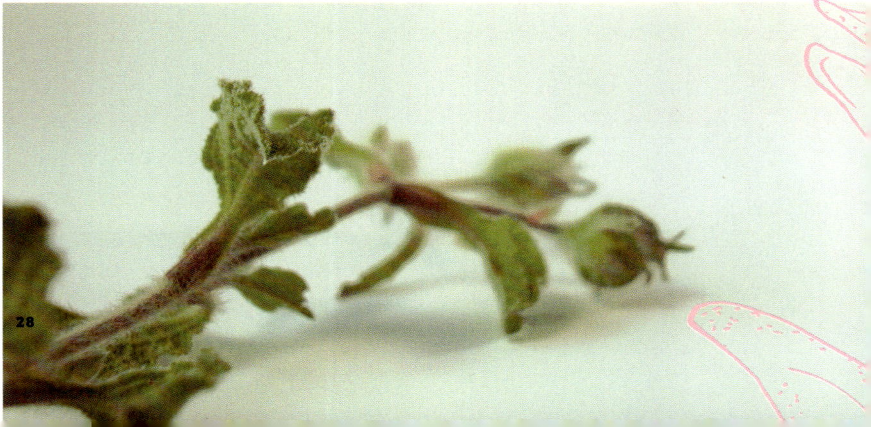

ÜBERBLICK
WO SONST NOCH GEFORSCHT WIRD

Es gibt inzwischen zahlreiche Untersuchungen verschiedener Universitäten und Institute zu verschiedenen therapeutischen Einsatzmöglichkeiten von Cistus. Hier eine Auswahl:

UMWELTGIFTE

In einer Untersuchung der Universität Lübeck wurde nachgewiesen, dass Cistus den Körper von giftigen Schwermetallen wie von Zigarettenrauch, Zahnfüllungen und Umweltverschmutzung entgiftet. Im Rahmen der Studie tranken Raucher zweimal täglich nur 50 Milliliter Cistussud. Nach vier Wochen war der Cadmiumgehalt im Blut deutlich niedriger als zuvor. Die Forscher empfehlen deshalb, auch bei Zahnsanierungen, bei denen immer das Risiko besteht, dass als Nebenwirkung Schwermetalle freigesetzt werden, vorbeugend Cistus anzuwenden.

ABWEHR

Dass Cistus für das Immunsystem gut ist, bestätigen Laboruntersuchungen von Dr. Vinzenz Nowak, Arzt für Naturheilverfahren in Bad Iburg. Im Speichel derjenigen Patienten, die sechs Wochen lang dreimal täglich 20 ml Cistussud tranken, wurde eine signifikante Erhöhung der IgA-Globuline (Antikörper) im Speichel und damit eine Verbesserung der Immunlage im Vergleich zu einer Kontrollgruppe gemessen.

KREBS

Wissenschaftler der Universität Osnabrück untersuchten die Wirkung von Cistus auf Brustkrebszellen. Es zeigte sich, dass der wässrige Extrakt in vitro eine bemerkenswerte Hemmwirkung auf die Krebszellen aufwies.

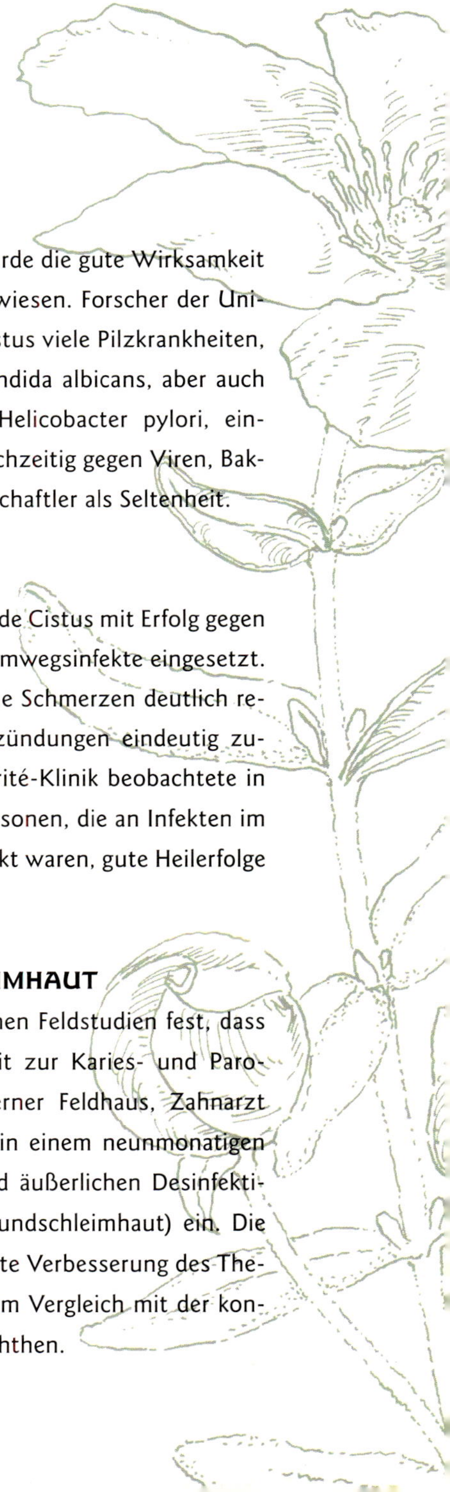

VIREN, BAKTERIEN, PILZE

In mehreren Laboruntersuchungen wurde die gute Wirksamkeit gegen verschiedene Mikroben nachgewiesen. Forscher der Universität Münster stellten fest, dass Cistus viele Pilzkrankheiten, wie den Darm- und Scheiden-Pilz Candida albicans, aber auch Kolibakterien und den Magenkeim Helicobacter pylori, eindämmt. Dass eine einzige Pflanze gleichzeitig gegen Viren, Bakterien und Pilze hilft, werten Wissenschaftler als Seltenheit.

ATEMWEGE

An der Universität des Saarlandes wurde Cistus mit Erfolg gegen Mandelentzündungen und andere Atemwegsinfekte eingesetzt. Nach drei Behandlungstagen waren die Schmerzen deutlich reduziert oder verschwunden, die Entzündungen eindeutig zurückgegangen. Auch die Berliner Charité-Klinik beobachtete in einer kontrollierten Studie mit Testpersonen, die an Infekten im Hals-, Nasen- und Rachenraum erkrankt waren, gute Heilerfolge mit Cistus.

ZÄHNE UND MUNDSCHLEIMHAUT

Zahnmediziner stellten in verschiedenen Feldstudien fest, dass Cistus eine wirkungsvolle Möglichkeit zur Karies- und Parodontoseprophylaxe bietet. Heinz-Werner Feldhaus, Zahnarzt aus Hörstel, setzte Cistusspülungen in einem neunmonatigen in-vivo-Praxistest zur innerlichen und äußerlichen Desinfektion bei Aphthen (Geschwüren der Mundschleimhaut) ein. Die Ergebnisse zeigen eine hoch signifikante Verbesserung des Therapieerfolges bei fast allen Patienten im Vergleich mit der konventionellen Therapie bei früheren Aphthen.

HAUT

Untersuchungen der Fachklinik für Hautkrankheiten Bad Rothenfelde bestätigen die hautpflegenden und nebenwirkungsfreien Eigenschaften von Cistus bei Patienten mit Neurodermitis und mit Akne. Eine umfangreiche Studie des Hammer Kinderarztes Prof. G. Wiese zeigte bei Schulkindern mit ausgeprägter Neurodermitis eine schnelle und dauerhafte Besserung des Hautzustandes durch lokale Anwendung von Cistusextrakt. Bei 64 Prozent der Neurodermitis-Patienten verbesserte sich das Hautbild schon nach vierwöchiger Behandlung – im Gegensatz zu anderen Therapien (Medikamente, Lichtbehandlungen und Akupunktur).

In Österreich laufen zur Zeit Feldstudien zum Einsatz von Cistuslösungen bei bakteriell bedingten Schleimhautreizungen im Genitalbereich sowie bei Hämorrhoiden. Obwohl die Ergebnisse noch ausstehen, berichten Ärzte bereits über beachtliche therapeutische Erfolge.

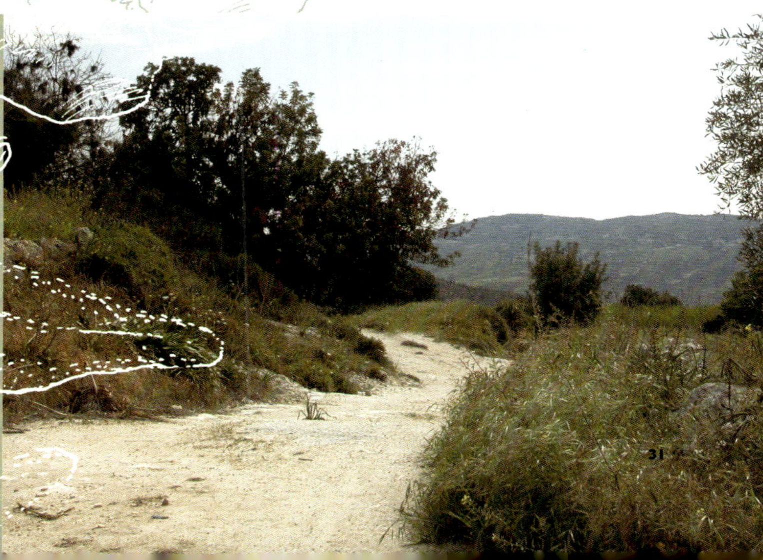

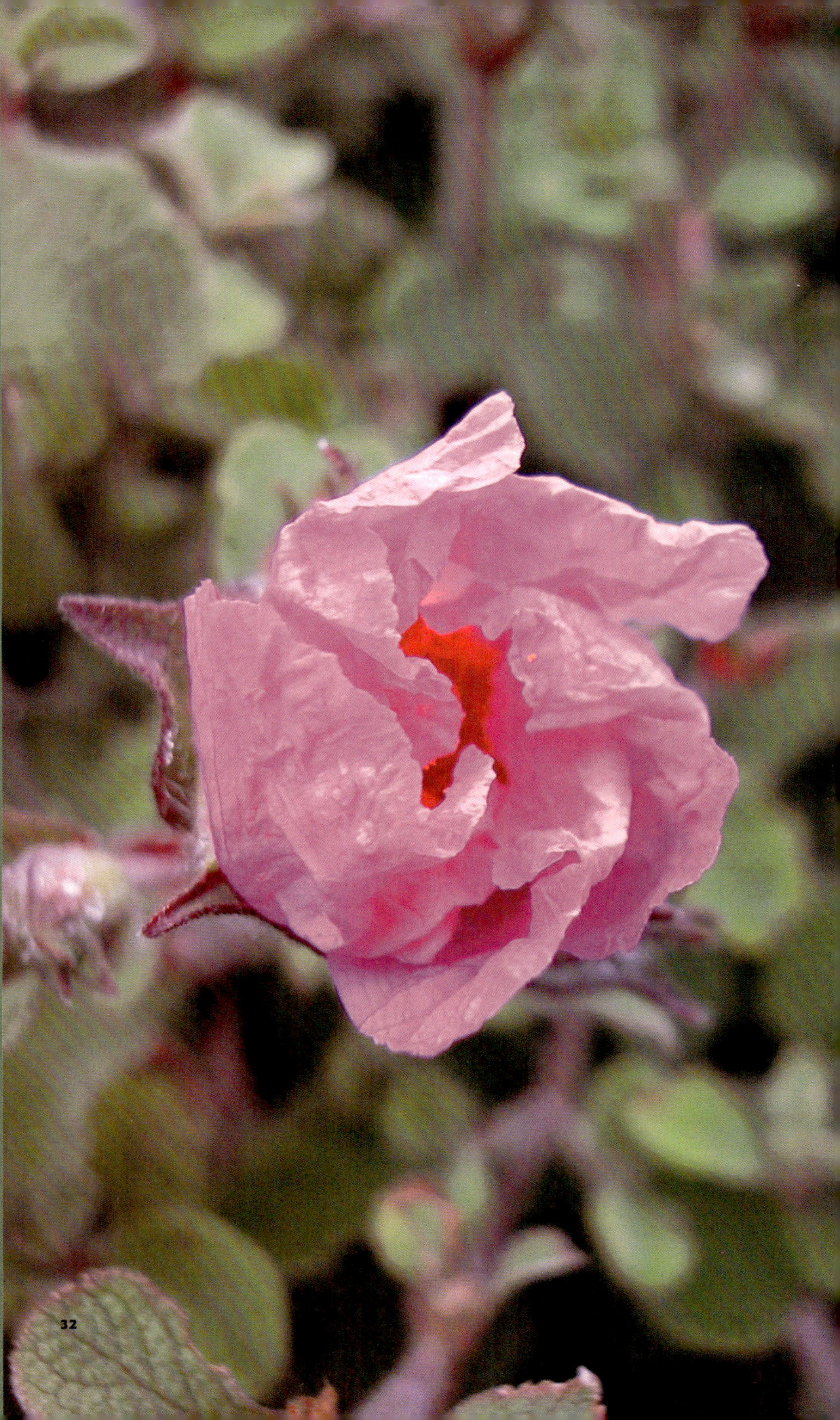

CISTUS FÜR DIE ABWEHRKRÄFTE

Tag für Tag atmen wir Fremdkörper ein, nehmen sie beim Essen und Trinken auf, kommen mit ihnen über einen Händedruck, eine Umarmung, einen Kuss, durch Blut oder andere Sekrete in Berührung. In jeder Sekunde kämpfen Milliarden von Abwehrzellen in unserem Körper gegen Viren, Bakterien oder auch Pilze. Meist tobt die Schlacht gegen die Eindringlinge völlig unbemerkt im Verborgenen. Nur wenn es den Erregern gelungen ist, wichtige Verteidigungslinien zu durchbrechen, spüren wir Krankheitszeichen.

Virus oder Bakterium?

Winzig klein sind sie beide. Und trotzdem können uns beide krank machen – manchmal innerhalb weniger Stunden. Trotzdem unterscheiden sich Viren und Bakterien ganz erheblich. Zum Beispiel, was die Größe betrifft. Viren kann man nur mit dem Elektronenmikroskop erkennen – Bakterien kommt man dagegen schon mit einem Lichtmikroskop auf die Spur, denn sie sind ungefähr hundertmal größer.

Ein Virus kann im Gegensatz zu einem Bakterium nicht allein für sich existieren, denn es besteht nur aus einer Hülle und dem Erbgut. Weil es keinen eigenen Stoffwechsel hat, benötigt es weder Nahrung noch Wasser. Um sich allerdings vermehren zu können, braucht es uns. Es dringt in die menschliche Zelle ein, schleust sein Erbgut hinein und zwingt seine Wirtszelle, seine zahlreiche Nachkommenschaft zu produzieren. Schließlich bringt es die Hülle seiner unfreiwilligen Gastgeberin zum Platzen und entsendet seine Töchter und Söhne in die Blutbahn, um überall im Körper weitere Zellen anzugreifen.

Ein Bakterium ist absolut autark. In seiner Zelle produziert es alles, was es zum Leben braucht. Es hat einen eigenen Stoffwechsel, mit dem es sich versorgt. Und auch die Vermehrung macht ihm keine Schwierigkeiten. Um sich zu reproduzieren, schnürt es sich einfach in der Mitte durch. Nach dem Motto: Aus eins mach zwei.

Viren oder Bakterien schädigen uns auf unterschiedliche Weise. Viren zerstören durch ihren Vermehrungsprozess Zellen im ganzen Körper. Bakterien dagegen greifen lokal an und verursachen an Ort und Stelle eine eitrige Entzündung. Ernsthaft krank machen sie uns durch ihre giftigen Stoffwechselprodukte, die sich überall im Körper ausbreiten.

Ist das Immunsystem durch Viren geschwächt, können sich nachfolgend auch Bakterien ausbreiten, die normalerweise in Schach gehalten werden. Es kommt dann zu einer so genannten Superinfektion, die zu weiteren Komplikationen führen kann, so kann etwa ein „harmloser" Schnupfen, wenn man ihn verschleppt, zu einer Streptokokken-Angina führen.

Antibiotika wirken nur auf Bakterien, nicht auf Viren. Sie stören nämlich den Vermehrungsprozess der Bakterien, indem sie verhindern, dass diese nach der Zellteilung eine neue Zellmembran bilden. Ohne Außenhülle aber sind Bakterien dem Tod geweiht – sie zerplatzen wie Seifenblasen. Bei Viren können Antibiotika nichts ausrichten. Nur bestimmte antivirale Medikamente, die die Virusvermehrung in den Zellen hemmen, können ihnen etwas anhaben. Dass Ärzte bei einer Viruserkältung dennoch häufig Antibiotika verschreiben, liegt daran, dass sie verhindern wollen, dass sich infolge der Viruserkrankung zusätzlich Bakterien einnisten.

PILZE LAUERN AUF IHREN EINSATZ

Pilze – wir sprechen hier natürlich von Krankheitserregern und nicht von wertvollen Speise- oder Heilpilzen – sind überall und immer vorhanden, auf unseren Speisen, auf unserer Haut und Schleimhaut sowie in unserem Darm. Wir atmen sie ein und schlucken sie herunter. Das ist ganz normal und gehört zum Leben. In Form der Sporen können Pilze viele Jahre überleben. In diesem Zustand warten sie still, leise und unauffällig auf bessere Zeiten. Sobald die Abwehr schwächelt, sprießen sie aus, töten mit ihren Zellgiften gesunde Hautschutzbakterien und erobern nach und nach ihre Umgebung. Dabei bevorzugen sie Körperregionen mit feucht-warmem Mikroklima: Zehenzwischenräume, Leistengegend, Genitalbereich oder Hautfalten. Wenn wir gesund leben und unser Immunsystem gut pflegen, können wir den Pilzen Paroli bieten. Wenn sich Pilze ausbreiten, ist das immer ein Signal, dass unser Immunsystem nicht intakt ist. Deshalb: rechtzeitig aktiv werden und die Abwehrkräfte mit allen gegebenen Möglichkeiten unterstützen.

Die weißen Blutkörperchen, auch Leukozyten genannt, sind die Kampfeinheiten des Immunsystems. Die Granulozyten (rund 65 Prozent) und die Monozyten (rund 5 Prozent), aus denen sich die Makrophagen (Riesenfresszellen) entwickeln, übernehmen die unspezifische Abwehr. Die Lymphozyten (rund 30 Prozent) sind für die spezifische Abwehr zuständig..

WIE GUT, DASS WIR EIN IMMUNSYSTEM HABEN

Ein starkes Immunsystem ist die Basis für unser Wohlbefinden. Es schützt unseren Organismus nicht nur vor den Angriffsversuchen verschiedenster Krankheitskeime – es passt auch auf, dass unsere Körperzellen nicht entarten und sich unkontrolliert vermehren und Krebs entsteht. Viele Organe wie Knochenmark, Thymus, Milz oder Darm sowie unser Lymphsystem sind an der Körperabwehr beteiligt. Eine zentrale Rolle in diesem hochsensiblen Netzwerk spielen die weißen Blutkörperchen (Leukozyten).

Man unterscheidet das angeborene unspezifische und das erworbene spezifische Immunsystem. Die angeborene Abwehr fackelt bei der Auswahl ihrer Methoden nicht lange. Ihre Einsatztruppen greifen schlichtweg jeden Verdächtigen an, dafür gehen ihnen manchmal auch ein besonders raffinierter Bösewicht durch die Lappen. Das spezifische Immunsystem geht sehr viel strategischer vor, spürt Keime ganz gezielt auf und macht sie unschädlich. Es sorgt auch dafür, dass eine Krankheit, wenn der Erreger sich ein weiteres Mal breit machen will, gar nicht erst ausbricht oder zumindest glimpflicher verläuft. Allerdings bildet es sich erst im Laufe des Lebens durch das Auseinandersetzen mit Krankheitserregern aus, also durch überstandene Infektionen bzw. aktive Schutzimpfungen.

Die Haut – der äußere Schutzwall gegen Erreger

Die Haut und die Schleimhaut sind die ersten Barrieren gegenüber Krankheitskeimen. Die gesunde, intakte Haut ist von einem Säureschutzmantel überzogen. Dort siedeln körperfreundliche Bakterien und Pilze, die gefährliche Erreger verdrängen. Mund, Nase, Augen, Ohren, Darm und Genitalien sind mit Schleimhäuten ausgekleidet, die ständig von Sekreten feucht gehalten werden, an denen die Erreger haften bleiben. An unseren Atemwegen sorgen zusätzlich feine bewegliche Härchen (Flimmerhärchen) dafür, dass Schleim und an ihm haftende Fremdkörper ausgeschieden werden.

Manchmal schaffen die Krankheitserreger es dennoch, sich im Körper einzunisten. Als Schlupflöcher dienen kleinste Hautverletzungen oder durch Zigarettenrauch, Staub, Pollen, trockene Luft oder Stress beeinträchtigte Schleimhäute. Aber unser Abwehrsystem sorgt dafür, dass es für die Eindringlinge schon bald sehr unbehaglich wird.

ABWEHRSTUFE 1
DIE UNSPEZIFISCHE ABWEHR

Sobald Erreger in unseren Organismus eingedrungen sind, geht es ihnen geschwind an den Kragen. In der Schleimhaut wohnende Makrophagen (Riesenfresszellen) haben die Fremdlinge zum Fressen gern, packen sie mit ihren langen Fangarmen, vertilgen sie und schlagen Alarm. In der Blutbahn sitzen schon Granulozyten auf Abruf und eilen flink zur Hilfe. Sie sind kleiner als die Makrophagen, aber nicht minder gefräßig. Gierig machen sie sich über alles her, was die Makrophagen ihnen übrig gelassen haben.

Rötung, Schwellung, Schmerz, eventuell Eiter. An diesen Symptomen erkennen wir, dass Fresszellen in unserem Körper aktiv sind. Sie nehmen Fremdstoffe auf, verdauen sie und versetzen schlagkräftige Spezialtruppen unseres spezifischen Abwehrsystems in Alarmbereitschaft.

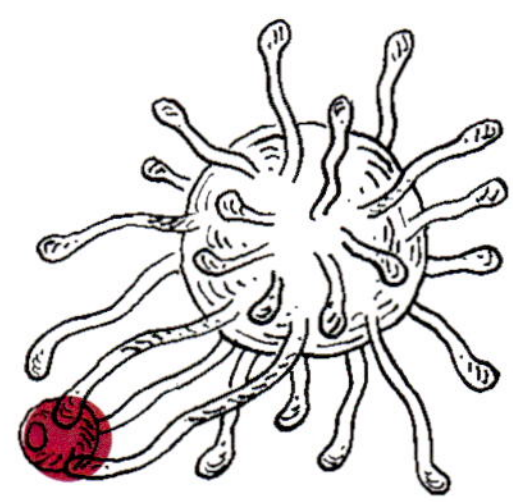

Die Fresszellen fackeln bei der Abwehr von Keimen nicht lange. Mit langen Armen fangen sie ihre Beute, verdauen sie und schwimmen mit den Überresten zu den Lymphknoten

ABWEHRSTUFE 2
DAS SPEZIFISCHE IMMUNSYSTEM

Haben die Spähtrupps der unspezifischen Abwehr einen Verdächtigen ertappt, geht ein Alarmruf bei den spezifischen Immunzellen, den Lymphozyten, ein. Sie brauchen allerdings zwei bis drei Tage, bis sie eine Sonderkommission rekrutiert haben.

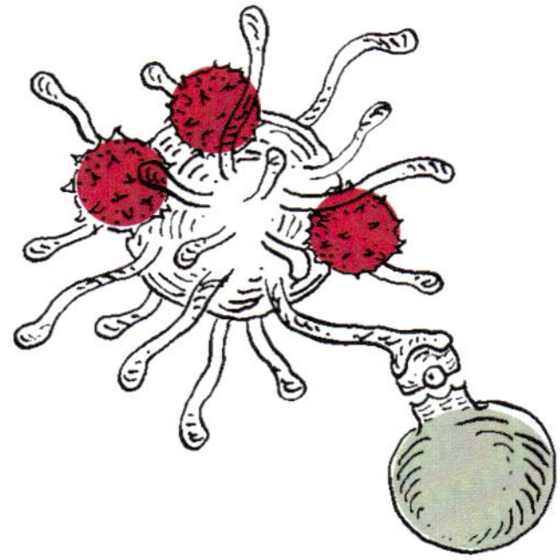

T-Zellen, die Elitetruppe des spezifischen Immunsystems, prüfen, ob es sich bei den Verdächtigen wirklich um gefährliche Krankheitserreger handelt und nicht etwa um gesunde, körpereigene Strukturen. Wenn ja, beauftragen sie die B-Zellen mit der Herstellung von maßgeschneiderten Antikörpern gegen die Erreger, und die endgültige Abwehrschlacht kann beginnen.

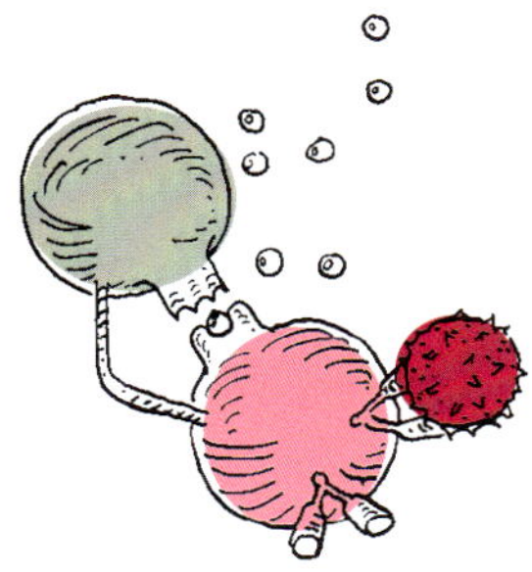

Die B-Zellen verwandeln sich in dickbäuchige Plasmazellen, die innerhalb weniger Stunden eine Heerschaft von Antikörpern (Immunglobulinen) gebären. Die Antikörper heften sich an die Eindringlinge und markieren sie, so dass sie für alle Immunzellen auf den ersten Blick erkennbar sind; andere Stoffe sorgen dafür, dass die Erreger

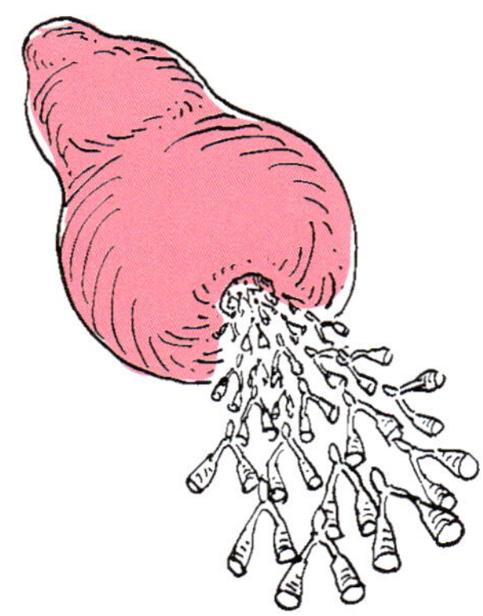

Viren sind versierte Verwandlungskünstler. Ihr Erbgut verändert sich ständig und damit auch ihre äußere Hülle. Die Krankheitserreger sind dann für die Gedächtniszellen des Immunsystems nicht mehr erkennbar. Das ist der Grund, weshalb wir uns Jahr für Jahr wieder aufs neue Erkältungen auffangen und weshalb immer wieder neue Impfstoffe gegen Grippe entwickelt werden müssen..

für die Fresszellen ganz besonders schmackhaft werden. Damit ist eine Vernichtungskaskade in Gang gesetzt, die erst endet, wenn der letzte Störenfried ausgerottet ist. Nun kommt eine weitere Untergruppe der Lymphozyten zum Einsatz. Die T-Suppressorzellen neutralisieren die Antikörper und verhindern so, dass die Immunreaktion überschießt.

Um einen eventuellen späteren Angriff des Erregers noch effektiver abwehren zu können, merken sich die Gedächtniszellen des Immunsystems (Spezialeinheiten der B- und T-Lymphozyten) seinen genetischen Fingerabdruck (Antigen). Dringt der Krankheitskeim ein weiteres Mal in den Körper ein, macht unser Immunsystem ihn frühzeitig unschädlich, so dass die Krankheit gar nicht erst ausbricht oder zumindest milder verläuft. Bei Bakterien ist diese Verbrecherdatei ausgesprochen hilfreich. Viren tricksen den Polizeicomputer jedoch immer wieder aus, weil sie die Eigenheit haben, ihre Gestalt ständig zu verändern.

Cistus verbessert die Immunität

Starke Abwehrkräfte helfen dem Körper mit Krankheitserregern besser fertig zu werden. Vitamine, Mineralstoffe und Spurenelemente, aber auch pflanzliche Immunstimulanzien stehen zum Schutz der Abwehrkräfte hoch im Kurs. Sie aktivieren die Granulozyten, die Makrophagen, die natürlichen Killerzellen und die Lymphozyten und kurbeln die Freisetzung von Botenstoffen an, die die Kommunikation der Immunzellen untereinander verbessern.

Die Cistuspflanze ist auf dem besten Weg, sich einen Spitzenplatz unter den immunstärkenden Helfern aus der Natur zu erobern. Verschiedene Studien belegen: Schon die in einer Tasse Tee enthaltene Menge täglich kurbelt die Abwehrkräfte deutlich an. Auch die Produktion von Antikörpern gegen Krankheitserreger wird durch Cistus forciert. Anwendungsbeobachtungen

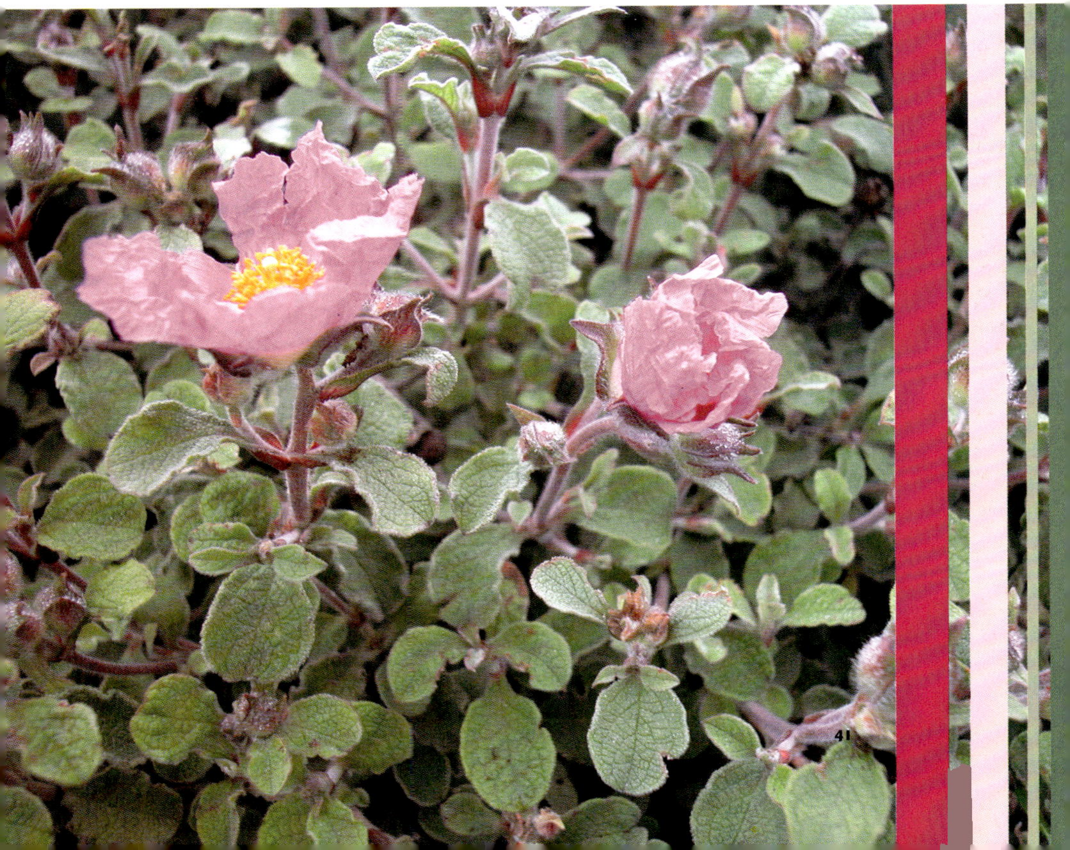

ergaben, dass im Speichel derjenigen, die sechs Wochen lang Cistustee tranken, bestimmte Antikörper (IgA-Globuline) signifikant angestiegen waren. All diese Beobachtungen lassen sich auf einen Nenner bringen: Cistus erhöht die Schlagkraft unserer körpereigenen Abwehr ganz beträchtlich.

Cistus geht aber auch gegen Viren, Bakterien und Pilze direkt vor – das zeigen Laborexperimente mit Zellkulturen. Die virentötende Wirkung bei Grippe- und Vogelgrippeerregern sorgte in jüngster Vergangenheit für Furore (siehe Kapitel „Cistus im Fokus der modernen Wissenschaft"). Klinische Untersuchungen bestätigen die Anti-Keim-Wirkung. Mit Erfolg wird die Pflanze gegen Haut- und Schleimhauterkrankungen, Mandelentzündungen und sonstige Entzündungen des Mund- und Rachenraumes eingesetzt. Naturheilkundlich versierte Zahnärzte empfehlen Cistus gegen Karies und Parodontose. Im Verdauungstrakt dämmt die Pflanze schädliche Mikroorganismen wie Kolibakterien und Helicobacter pylori, Auslöser der Magenschleimhaut-Entzündung, ein. Auch Pilzerkrankungen wie den gefährlichen Darm- und Scheiden-Pilz Candida albicans hält Cistus in Schach.

Kein Wunder, dass Wissenschaftler und Laboringenieure inzwischen Verfahren entwickelt haben, die Inhaltsstoffe der hochpotenten Heilpflanze schonend zu extrahieren und als Nahrungsergänzung zu verarbeiten. So können auch Nicht-Teetrinker von der Heilkraft der Zistrose profitieren.

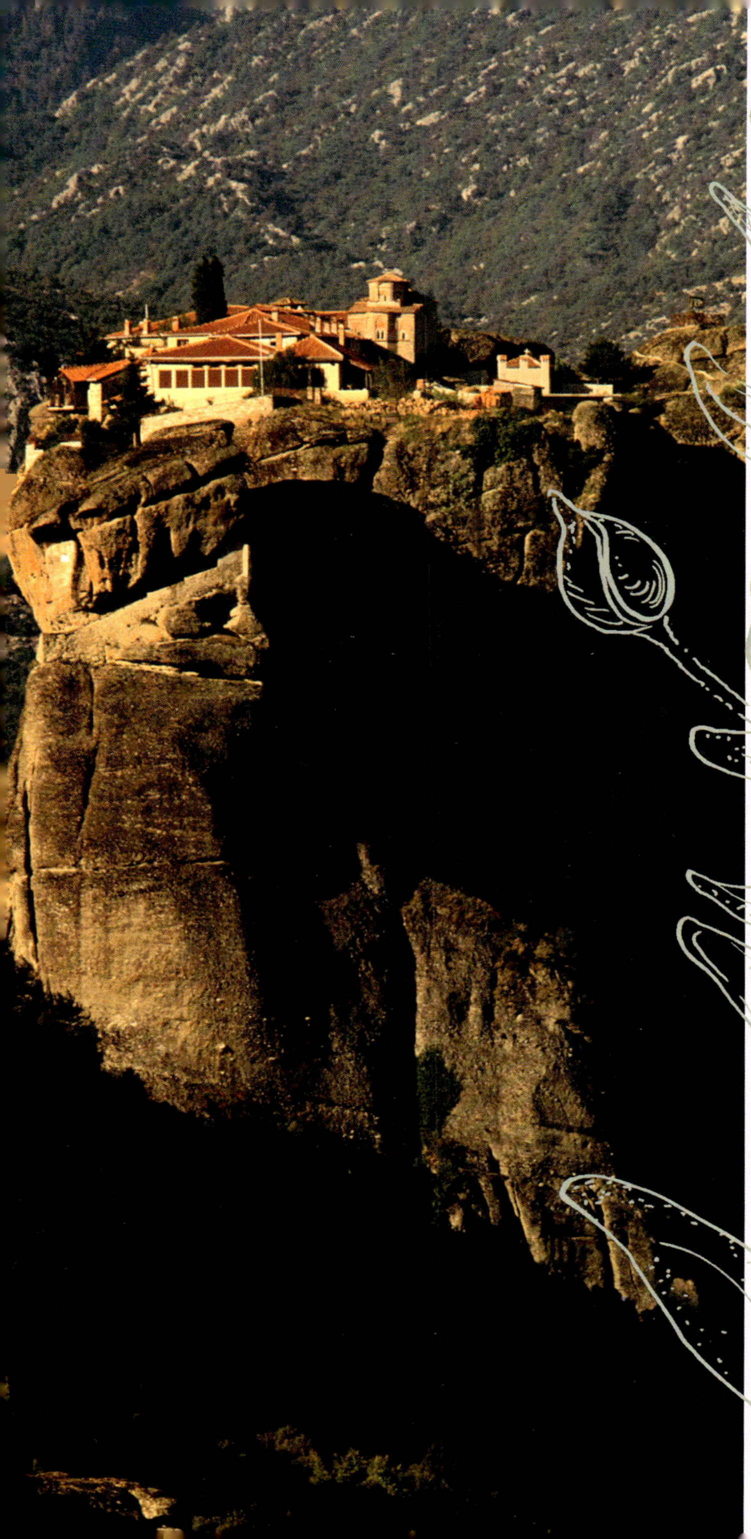

Cistus kann sowohl äußerlich wie auch innerlich genutzt werden – als Absud, Tee, Tinktur, Sitzbad, Umschlag, Wickel, Waschung, Öl, Salbe, Creme, Kapsel, Sirup, Lösung oder Lutschtablette. Es gibt keine bekannten Neben- und Wechselwirkungen, das heißt Cistus kann ohne Bedenken neben Medikamenten verwendet werden.

CISTUS FÜR GESUNDE ATEMWEGE

Mit jedem Husten oder Niesen, aber auch mit jedem Handschlag wechseln Millionen Erkältungsviren ihren „Besitzer". Neben Virusschleudern wie Telefonhörern und Türgriffen sind Tröpfchen in der Atemluft die häufigste Ansteckungsquelle. Während bei einer echten Grippe Influenzaviren die Auslöser sind, kommen bei einer Erkältung bis zu 200 verschiedene Viren als Übeltäter in Frage. Sie „besetzen" die Zellen unserer Schleimhäute, programmieren sie um und verwandeln sie in regelrechte Virenfabriken. Die Virenproduktion erfolgt in rasantem Tempo. In nur 20 Minuten entsteht eine neue Virengeneration. So können in 24 Stunden aus einem einzigen Virus rund 16 Millionen neue Viren werden. Bereits zehn bis zwölf Stunden nach Einnisten der Erreger können erste Erkältungssymptome auftreten. Der Mensch schnupft und niest. Wohl dem, der über starke Abwehrkräfte verfügt.

Als Faustregel gilt: Eine Erkältung kommt drei Tage, bleibt drei Tage und geht drei Tage. Wie lange sie tatsächlich dauert, hängt vom Zustand unseres Immunsystems ab: Ist es geschwächt, kann eine Infektion auch mal vier Wochen dauern. Ist die Immunlage stabil, kann man schon nach zwei Tagen unter Umständen wieder ganz fit sein.

BEI EINER ERKÄLTUNG GILT: WEHRET DEN ANFÄNGEN

Es ist auf jeden Fall wichtig, eine „banale" Erkältung ernst zu nehmen und die Selbstheilungskräfte so frühzeitig wie möglich zu unterstützen. Denn ein durch Viren geschwächtes Immunsystem kann anfliegende Bakterien nicht mehr so leicht abwehren, so dass diese sich ungehindert vermehren. Dann kommt es zu einer bakteriellen Superinfektion: Aus der Erkältung kann eine Bronchitis, Mandelentzündung, Nasennebenhöhlenentzündung, Mittelohrentzündung oder sogar eine Lungen- oder Hirnhautentzündung entstehen. In diesem Fall braucht der Patient Antibiotika.

IM IDEALFALL ERWISCHT ES SIE GAR NICHT ERST

Erst Schnupfen, dann Halsschmerzen, vielleicht sogar Husten. Haben Sie sich schon häufiger gefragt, warum es gerade Sie immer wieder erwischt? Wer seine Körperabwehr fit hält, kann davon ausgehen, dass sie sich schnell und effektiv gegen Erkältungskeime wehren kann. Achten Sie auf eine vitaminreiche Kost und Bewegung an der frischen Luft. Pflanzliche Bioaktivstoffe helfen dabei, das Immunsystem zu stabilisieren. Wissenschaftliche Untersuchungen haben ergeben, dass Cistus die Atemwege vor Vi-

Die Übertragung von Erkältungsviren erfolgt neben Anhusten und Anniesen vor allem über die Hände. Wenn alles um Sie herum schnupft und niest und natürlich auch, wenn Sie selbst erkältet sind, sollten Sie häufig die Hände waschen und möglichst auf das Händeschütteln verzichten.

ren und Bakterien schützt, die körpereigene Abwehr stärkt und zudem sehr gut verträglich ist. Bei bereits bestehenden Infekten hemmt Cistus die Vermehrung von Erkältungs- und sogar gefährlichen Grippeviren.

Halsweh – meist ein Fall für die Hausapotheke

Zu den typischen Erkältungssymptomen zählen neben der tropfenden Nase Halsschmerzen. Sie werden, wie auch der Schnupfen, in neun von zehn Fällen von Viren ausgelöst. Dennoch werden die meisten Halsschmerz-Patienten mit Antibiotika behandelt. Dabei helfen diese nur gegen Bakterien. Das Tückische an dieser Behandlung ist, dass sie meist nicht nur völlig unnötig und wirkungslos, sondern dazu auch noch gefährlich ist. Denn Antibiotika sind wertvolle Waffen gegen bedrohliche Bakterien. Wird die Munition jedoch ständig sinnlos „verballert“, steigt das Risiko, dass sie stumpf werden. Immer häufiger treten Bakterienstämme auf, die gegen sämtliche Antibiotika resistent ge-

Ein Indiz, ob es sich um eine virale oder bakterielle Halsentzündung handelt, ist die Farbe von Mandeln und Rachenraum. Sind sie gerötet, liegt wahrscheinlich ein Virusinfekt vor, sind sie gelb, weist dies auf Bakterien hin, und weißliche Beläge lassen auf eine Mischinfektion schließen.

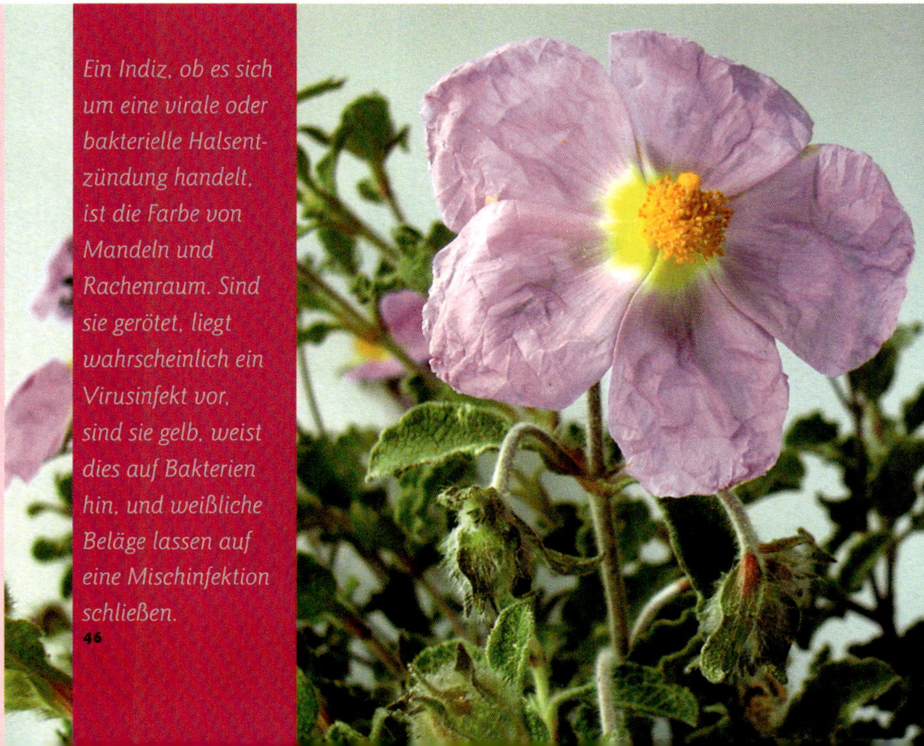

worden sind – eine große Gefahr für unsere Gesundheit! Zudem schwächt die Behandlung das Immunsystem und die Darmflora nachhaltig.

Durch Viren ausgelöste Halsentzündungen gelten in der Regel als unkompliziert und können gut in Eigenregie behandelt werden. Auf den griechischen Inseln trinkt man schon seit Jahrhunderten Cistustee gegen Halsschmerzen und andere Erkältungsbeschwerden. Inzwischen haben Wissenschaftler bestätigt: Cistus bringt entzündliche Vorgänge im Hals- und Rachenraum zum Abklingen.

Bei Einnahme von Antibiotika ist eine begleitende Anwendung von Cistus immer sinnvoll. Cistus verbessert die Abwehrlage und hat positive Effekte auf die Darm- und Genitalschleimhäute. Dann kommt es im Anschluss an die Antibiotikabehandlung nicht so leicht zu Genitalpilz, Durchfall oder Verstopfung.

CISTUS FÜR DIE MUNDHYGIENE

„In meinem Mund gibt es mehr Lebewesen als Menschen in den Niederlanden." Das sagte der niederländische Tuchhändler und Hobbyforscher Antoni van Leeuwenhoek schon 1683. Er war der erste Mensch, der die Mundflora mit einem Mikroskop untersuchte.

In unserer Mundhöhle tummeln sich unzählige Lebewesen. Hier finden sie alles, was sie lieben: ein feucht-warmes Klima, Nahrung und jede Menge Nischen, in denen sie sich vermehren können. In einem einzigen Milliliter Speichel befinden sich rund eine Milliarde Mikroorganismen, vor allem Bakterien – insgesamt mindestens 300 bis 500 Arten. Solange das Gleichgewicht stimmt und keine Art die Oberhand gewinnt, haben sie eine wichtige Gesundheitsfunktion: Sie bilden eine Schutzbarriere vor Krankheitserregern und stärken unser Immunsystem. Wissenschaftler sprechen daher auch von „opportunistischen Keimen". Sie lösen nur dann Krankheiten aus, wenn das friedliche Miteinander aus den Fugen gerät.

Entzündungen des Zahnfleisches

Eine Zahnfleischentzündung (Gingivitis) entsteht durch einen Mix aus Vererbung, schlechter Mundhygiene und zuckerreicher Ernährung. Wenn man etwa Schokolade, Kekse oder Süßspeisen isst, wird der Speichel für kurze Zeit sauer. Nützliche Bakterien gehen durch das Säurebad zugrunde, Säure liebende Bakterien hingegen nutzen ihre Chance. Mit Vorliebe siedeln sie an Zahnhälsen, am Zahnfleischrand und in den Zwischenräumen, denn hier sind sie gut geschützt und können sich ungestört vermehren. Zusammen mit Speiseresten bilden sie eine dicke Plaqueschicht und bewirken eine Entzündung des Zahnfleisches. Wenn man nicht rechtzeitig eingreift, entsteht aus der Zahnfleischentzündung eine Zahnbettentzündung (Parodontose, Parodontitis). Im fortgeschrittenen Stadium lockern sich die Zähne.

Greifen Sie nicht unmittelbar nach dem Genuss von Süßem oder Saurem zur Zahnbürste. Dann ist der Säureangriff gerade in vollem Gange, und Sie rubbeln den angelösten Zahnschmelz fort. Lieber eine halbe Stunde warten. Dann hat der Speichel den Zahnschmelz wieder gehärtet

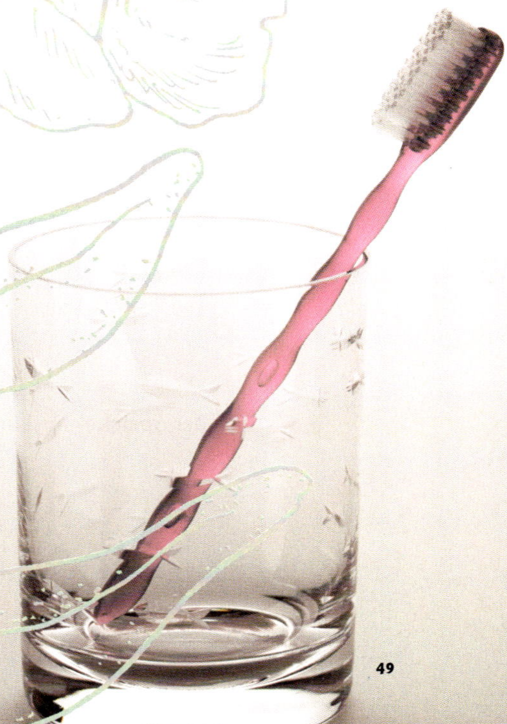

Karies – ein Angriff auf die Zahnsubstanz

Karies (Zahnfäule) ist eine Infektionskrankheit. Fast jeder Mensch hat Karies-Bakterien. Die Übertragung erfolgt meist in den ersten Lebensmonaten durch Küsse, Schnuller etc. Es sind aber nicht die Keime selbst, die den Zähnen schaden, sondern ihre stark säurehaltigen Zersetzungsprodukte bei zuckerhaltiger Nahrung. Neben Süßem schadet auch allzu viel Saures – Fruchtsaft oder Rhabarber – den Zähnen. Die Säuren greifen die Zahnsubstanz an und zersetzen sie, indem sie Mineralstoffe herauslösen – zunächst aus dem Zahnschmelz, dann, wenn die Karies nicht behandelt wird, auch aus den oberen Schichten des Zahnbeins. Erst wenn die Karies in tiefere Schichten des Zahnbeins oder gar ins Zahnmark vordringt, stellen sich Schmerzen ein. Dann stirbt Zahnsubstanz oder gar der ganze Zahn ab.

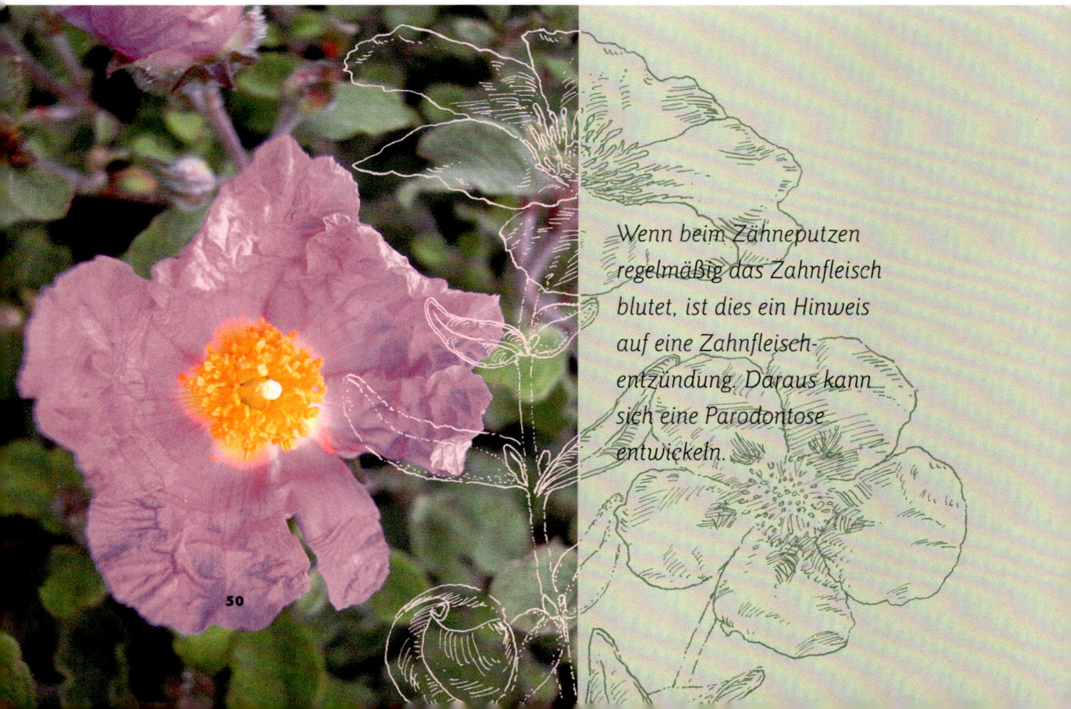

Wenn beim Zähneputzen regelmäßig das Zahnfleisch blutet, ist dies ein Hinweis auf eine Zahnfleischentzündung. Daraus kann sich eine Parodontose entwickeln.

Zwischentitel: Mundgeruch

Mundgeruch (Halitosis) ist unangenehm – ob man ihn bei anderen wahrnimmt oder selbst ausströmt. Die Ursache liegt zu 90 Prozent in der Mundhöhle. Fäulnisbakterien zersetzen Essensreste und produzieren dabei Schwefelverbindungen, die den Atem nach faulen Eiern riechen lassen. Das kann an schlechter Mundhygiene, Kارieslöchern oder Entzündungen liegen. Oft ist auch ein trockener Mund Schuld, denn normalerweise sorgt der Speichelfluss dafür, dass die Konzentration an übelriechenden Gasen in Grenzen bleibt. Stress, Fasten, Rauchen oder langes Reden trocknen den Mund aus.

Rieche ich etwa? Ein einfacher Schnüffeltest gibt Auskunft: Reiben Sie mit einem Stofftaschentuch mehrmals über Ihre Zunge, und schnuppern Sie nach etwa einer Minute daran. So wissen Sie, ob Handlungsbedarf besteht.

Cistus ergänzt die Mundhygiene

Benutzen Sie neben der Zahnbürste regelmäßig Zahnseide und eine Zahnzwischenraumbürste. Reinigen Sie auch die Zunge, denn dort tummeln sich schädliche Bakterien. Entfernen Sie den Belag mit einer weichen Zahnbürste, einem Löffel oder einem speziellen Zungenputzer. Antibakterielle Mundspüllösungen sollten mit Vorsicht verwendet werden, da damit große Teile der nützlichen Mikroorganismen mit beseitigt werden und Krankheitserreger Oberhand gewinnen können. Immer mehr Zahnmediziner raten zur Anwendung von Cistus zur Prophylaxe und Behandlung von Zahnfleischentzündungen, Aphthen, Parodontose, Karies und Mundgeruch.

CISTUS GEGEN PILZINFEKTIONEN

Pilze gehören zu unserem Leben. Aber von einer Symbiose mit gegenseitigem Nutzen, wie sie zwischen unserem Organismus und bestimmten Bakterien besteht, kann man bei Pilzen nicht sprechen. Wenn die Abwehr geschwächt ist, werden sie zur Bedrohung.

Pilze sind des Menschen ständige Begleiter. Nach Expertenschätzungen gibt es etwa 100 Arten, die in unserem Organismus leben. Normalerweise richten diese Mikro-Pilze keinen Schaden an. Unser Körper weiß damit umzugehen und nutzt seine Abwehr, um ihre Vermehrung zu verhindern. Erst ein angeschlagenes Immunsystem öffnet den Mikroorganismen Tür und Tor.

Wie ihre essbaren Vetter bevorzugen auch die „menschlichen" Pilze ein feuchtwarmes Klima. Ideale Bedingungen finden sie in Räumen, wo kaum Luft zirkuliert, etwa in Schwimmbädern, Saunen und öffentlichen Duschen. Wenn sie das Glück haben, dort auf einen Menschen mit geschwächter Abwehrlage zu treffen, siedeln sie sich bei ihm in Hautfalten und Zehenzwischenräumen, im Genitalbereich oder im Darm an – dort haben sie es schön warm und feucht.

ÜBERSICHT:
DIE HÄUFIGSTEN PILZINFEKTIONEN

Wenn die Abwehrkräfte nachlassen, haben Pilze es leichter, sich niederzulassen. Hier ihre Lieblingskörperregionen:

VAGINA

Er juckt, brennt und ist lästig. 75 Prozent aller Frauen erwischt er mindestens einmal im Leben, fünf bis zehn Prozent leiden unter ständig wiederkehrenden Infektionen. Pilze kommen natürlicherweise in der Vagina vor. Normalerweise werden sie durch gesunde Milchsäurebakterien und ein saures Scheidenmilieu in Schach gehalten. Bei ungünstigen Verhältnissen (z.B. Hormonumstellung in der Schwangerschaft und in den Wechseljahren, Pilleneinnahme, Antibiotika- oder Kortison-Behandlung) kann der Hefepilz Candida albicans Übermacht gewinnen.

FÜSSE UND NÄGEL

Die Füße jucken, die Haut ist schuppig oder pellt sich. Etwa jeder dritte Deutsche leidet an Fuß- oder Fußnagelpilz und wird ihn schwer wieder los. Der häufigste Erreger ist der Hautpilz Trichophyton rubrum (zu 90 Prozent). Zur Ansteckung kommt es vor allem dort, wo man barfuss läuft – in Schwimmbädern, in der Sauna, in Duschen oder Hotelzimmern. Enge Schuhe, Kunstfaserstrümpfe, Schweißfüße, schlecht abgetrocknete Füße, aber auch Fußfehlstellungen, Schwielen und Druckstellen sorgen dafür, dass sich die Sporen festsetzen und vermehren können.

DARM UND MUND

Bei etwa 50 Prozent der Bevölkerung lässt sich der Hefepilz Candida albicans im Verdauungstrakt nachweisen. Normalerweise werden diese Pilze von gesunden Darmbakterien und von der Abwehr in Schach gehalten. Faktoren, die den Pilzbefall fördern, sind Infektionserkrankungen, Diabetes, Darmerkrankungen, aber auch die Einnahme von Antibiotika und Kortison.
Symptome: Durchfall, eventuell im Wechsel mit Verstopfung, Müdigkeit, Blähungen, Nahrungsmittelunverträglichkeiten und Heißhunger auf Süßes. Im Mund – auch der zählt zum Verdauungstrakt – kann bei starkem Hefepilzbefall ein weißer Belag, der Soor, auftreten.

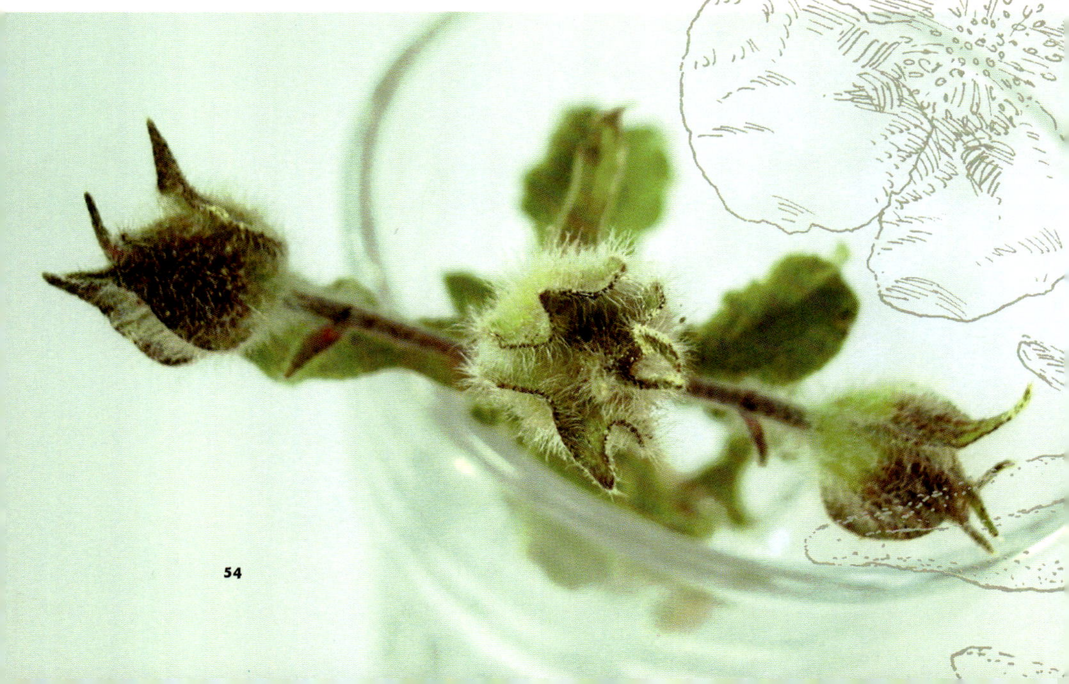

Cistus ergänzt die Rundumtherapie gegen Pilze

Antimykotika, also Medikamente, die gezielt gegen Pilze wirken, behandeln nur die Symptome und nicht die Ursachen des Problems. Außerdem besteht die Gefahr, dass sich resistente Pilzpopulationen entwickeln, die sich mit dem Mittel nicht mehr bekämpfen lassen. Daher empfehlen ganzheitlich denkende Ärzte eine „Rundumtherapie", bei der die Betroffenen ihren gesamten Lebensstil mit einbeziehen sollten.

Eine häufig wiederkehrende Pilzinfektion deutet darauf hin, dass die körpereigene Abwehr geschwächt ist. Mögliche Ursachen sind: zu wenig Schlaf, ungesunde beziehungsweise falsche Ernährung (zuviel Zucker, zu wenig Vitalstoffe), Darminfektionen, zu viel Alkohol oder andere Genussmittel oder psychischer Stress.

Cistus stärkt und stabilisiert das Immunsystem und kann die Pilzbehandlung sinnvoll unterstützen. Im Altertum wurde das aus der Pflanze gewonnene Harz auch als Mittel gegen Pilzinfektionen gehandelt. Moderne wissenschaftliche Untersuchungen belegen, dass die Pflanze das Wachstum von Candida albicans, den Auslöser von Genital- und Darmpilzerkrankungen, und andere Hautpilze hemmt. Cistus hilft, die gesunde Keimbesiedlung der Haut bzw. Schleimhaut wiederherzustellen und aufrechtzuerhalten.

CISTUS FÜR GESUNDE GEFÄSSE

„Der Mensch ist so alt wie seine Gefäße." Wie wahr dieser Satz des deutschen Arztes Rudolf Virchow (1821–1902) ist, wird vielen Menschen erst bewusst, wenn ihr Herz-Kreislauf-System in eine Krise gerät – Durchblutungsstörungen, Angina pectoris oder gar ein Herzinfarkt oder Schlaganfall. Spätestens dann wird klar, von welch essenzieller Bedeutung die Gefäße für die Funktion aller Organe, ja, jeder einzelnen Körperzelle sind.

Die gesamte Versorgung unseres Organismus mit Sauerstoff und Nährstoffen erfolgt über das Gefäßsystem. Ebenso bedeutsam ist der Abtransport von Abfall- und Verbrennungsstoffen durch dieses „Rohrleitungssystem" des Körpers.

Jede einzelne Zelle kann nur so gut funktionieren, wie sie mit Sauerstoff und Nährstoffen versorgt und von „Stoffwechselmüll" befreit ist. Eine Verengung der Adern führt zur Unterversorgung aller betroffenen Zellen. Ein Verschluss oder gar ein Bruch der „Rohrleitung" hat katastrophale Folgen.

Natürlich altert das Gefäßsystem ebenso wie der gesamte Organismus, und auch die Arteriosklerose nimmt mit fortschreitendem Alter zu. Dass dies heute zum Problem wird, hat viel mit unserer steigenden Lebenserwartung zu tun. Die längere Lebensspanne stellt erhöhte Ansprüche an das Gefäßsystem. Wie lebenswichtig eine gesunde Lebensweise ist, liegt auf der Hand.

Heute werden die Deutschen im Schnitt mehr als doppelt so alt wie 1871, als die ersten verlässlichen Werte ermittelt wurden. Damals waren es 38 Jahre bei Frauen (heute 81,1) und 35 Jahre bei Männern (heute 75,1 Jahre).

Was ist eigentlich Arteriosklerose?

Arteriosklerose ist eine Veränderung der Blutgefäße, die über viele Jahre entsteht und zunächst unerkannt verläuft. Die Gefäßwände lagern Blutfette ein, „verkalken", verlieren ihre Elastizität und der Gefäßdurchmesser verengt sich zunehmend. Der Blutdruck steigt.

An den vom Engpass betroffenen Organen oder Körperteilen kommt es zu oftmals sehr schmerzhaften Beeinträchtigungen – im Extremfall, beim Totalverschluss eines Gefäßes, stirbt das Gewebe ab. Eine Verengung der Herzkranzgefäße führt zu Herzenge (Angina pectoris) oder im schlimmeren Fall zum Herzinfarkt. Möglicherweise ist auch eine Arterie betroffen, die das Gehirn versorgt. Ein Schlaganfall kann die Folge sein. Engpässe in den Nierengefäßen führen zu hohem Blutdruck und schließlich zu Nierenversagen. In den Beckenarterien machen sie sich bei Männern durch Impotenz bemerkbar. Oft betrifft die Arterienverkalkung das Bein. Anfangs kommt es dann bei größerer Belastung, später auch schon nach kurzen Wegstrecken zu so starken Schmerzen, dass man eine Pause einlegen muss (Claudicatio intermittens oder volkstümlich „Schaufensterkrankheit").

Polyphenole halten Herz und Gefäße gesund

Lange rätselten die Forscher, warum in Frankreich das Herzinfarktrisiko nur halb so hoch ist wie in anderen europäischen Ländern. Und das, obwohl die Franzosen genauso fetthaltig essen und sogar mehr rauchen. Anfang der 90-er Jahre fanden Wissenschaftler die Lösung des „Französischen Paradox". Es liegt am Rotwein – regelmäßiger, moderater Genuss hat eine vorbeugende Wirkung auf die Gefäßgesundheit. Der Gesundheitseffekt des Rotweins kommt durch seinen ansehnlichen Gehalt an Polyphenolen zustande. Diese Stoffe agieren wie eine Gesundheitspolizei im Körper. Als Radikalfänger können sie freie Radikale neutralisieren und unschädlich machen. Weitere positive Herz-Kreislauf-Effekte: Polyphenole verbessern den Cholesterinhaushalt, verringern die Bildung entzündungsfördernder Faktoren und schützen das Endothel, die innerste Auskleidung der Gefäße. Sie beugen der Gefäßverengung und erhöhtem Blutdruck vor, senken das Risiko von Blutgerinnseln und regulieren den Blutzuckerspiegel.

Erst seit kurzem weiß man, dass man keinen Wein trinken muss, um sich optimal mit Polyphenolen zu versorgen. Cistus ist nach heutigem Stand der Wissenschaft die polyphenolreichste Heilpflanze Europas und schützt Herz und Gefäße vier Mal besser als Rotwein! Diese Entdeckung könnte erklären, weshalb die Menschen auf den griechischen Inseln, wo man traditionell Cistustee trinkt, so alt werden und dabei gesund bleiben.

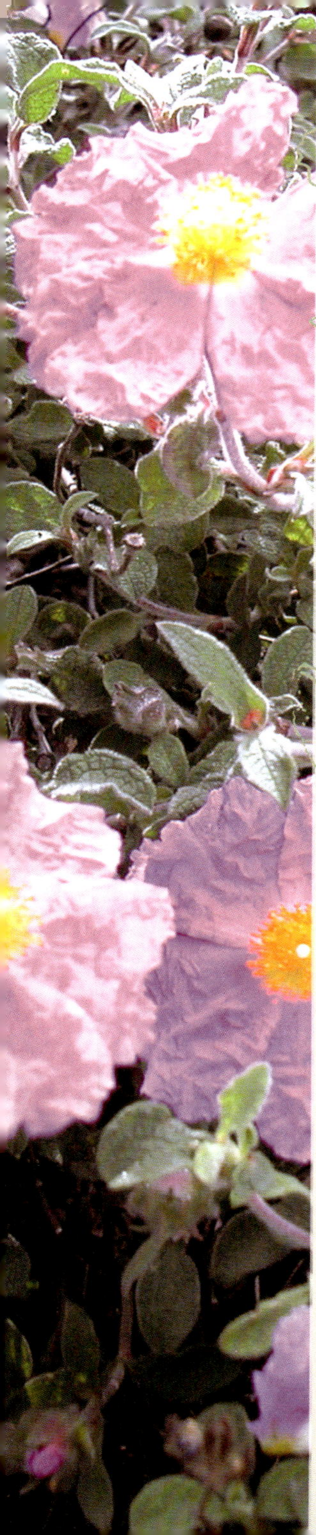

CISTUS SCHÜTZT HERZ UND GEFÄSSE VIER MAL BESSER ALS ROTWEIN

Untersuchungen haben ergeben dass Cistus einen besonders hohen Gehalt an Polyphenolen hat. Cistus schützt Herz und Gefäße vier Mal besser als Rotwein. Die Polyphenole in Cistus verbessern den Cholesterinspiegel, beugen Arteriosklerose und erhöhtem Blutdruck vor und regulieren den Blutzuckerspiegel. Eine regelmäßige Anwendung von Cistus trägt dazu bei, Erkrankungen der Gefäße vorzubeugen.

CISTUS FÜR SCHÖNE UND GESUNDE HAUT

Wenn wir an menschliche Organe denken, fallen uns meist nur die inneren Organe wie Herz, Magen oder Leber ein. Die Haut wird gern vergessen. Dabei ist sie unser größtes und schwerstes Organ – sie bringt zehn bis 14 Kilogramm auf die Waage und misst ausgebreitet bis zu zwei Quadratmeter. Auch unsere inneren Schleimhäute finden nicht die Beachtung, die sie verdienen: Dabei umfassen Mund-, Magen-, Darm-, Gebärmutter-, oder Nasenschleimhaut beachtliche 400 Quadratmeter und stellen die Basis unseres Lebens dar.

Wer viel Wasser trinkt, vollwertige Nahrung isst, sich viel bewegt und nicht raucht, hält seine Haut länger rosig, jung und straff.

Unsere äußere Haut hat viele Aufgaben. Sie umhüllt unseren Körper, reguliert unseren Wärmehaushalt und sorgt dafür, dass wir nicht austrocknen: Ohne die Barrierefunktion unserer äußeren Hülle würden wir 20 Liter Flüssigkeit pro Tag verlieren. Die Haut ist auch ein empfindliches Sinnesorgan, mit dem wir unsere Umgebung ertasten. Auch Gefühlsregungen zeigen sich an der Haut: Wir werden rot vor Wut, blass vor Schreck, kriegen vor Erregung eine Gänsehaut oder schwitzen vor Angst.

Hauterkrankungen nehmen in den westlichen Ländern immer mehr zu, vor allem Allergien und Neurodermitis, Herpes, Pilzinfektionen und Hautkrebs. Ursachen: Stress und Umweltfaktoren wie zum Beispiel mit Schadstoffen belastete Luft und Lebensmittel oder auch übertriebene Hygiene.

CISTUS: JUNGBRUNNEN MIT HEILSAMER WIRKUNG

In den letzten Jahren rückte der Cistus in den Fokus der Dermatologen. Die Heilpflanze, die schon in der Antike zur Schönheitspflege, Wundheilung und als Universalmittel gegen Hauterkrankungen diente, bestand verschiedene wissenschaftliche Tests im Einsatz gegen Akne, Neurodermitis, Pilzerkrankungen und Herpes. Cistus schützt auch vor Viren und Bakterien und unterstützt die natürliche Barrierefunktion der Haut. Auch die Hautalterung soll sie wegen ihrer stark antioxidativen Kraft verzögern.

Herpes – mit dem Erreger leben

Es beginnt mit einem leichten Jucken an der Lippe. Bald wird die Stelle rot, beginnt zu spannen, und es sprießen lauter kleine Bläschen. Darin schwimmen viele Millionen Viren, mit denen sich andere infizieren können, z.B. beim Küssen. Nach einigen Tagen beginnt die Immunabwehr die Viren zu vernichten und die Bläschen verschwinden. Doch ein Teil der Viren übersteht die Immunattacke. Sie verkapseln sich mitsamt ihres Erbguts in Nervenzellen – unsichtbar für unsere Körperpolizei. Sobald das Immunsystem geschwächt ist, erwachen die Viren aus ihrem Dämmerschlaf und vermehren sich rasch: Innerhalb weniger Stunden entstehen die ersten Bläschen.

Gegen Herpes werden im Allgemeinen Aciclovir-Salben eingesetzt. Auch Cistussud oder -salbe bringt Linderung. Zudem stärkt Cistus innerlich angewendet das Abwehrsystem, so dass es nicht so leicht zu einem Herpes-Ausbruch kommen kann.

Eine Ansteckung mit Herpes lässt sich kaum vermeiden, da mehr als zwei Drittel der Menschen das Virus in sich tragen. Haben die Viren erst einmal Zellen der Haut und Schleimhaut erobert, vermehren sie sich rasch und lassen Bläschen entstehen.

ÜBERSICHT:
DIE HÄUFIGSTEN HERPES-VIREN

Es gibt eine ganze Reihe verschiedener Herpesviren. Die meisten von uns plagen die Erreger von Lippen- und Genital-Herpes:

Herpes simplex Typ 1 Virus (HSV1)
Über 90 Prozent der Erwachsenen tragen das Virus in sich, das meist als Lippen-Herpes (Herpes labialis) auftritt. Wenn man das Virus einmal hat, kann es durch UV-Strahlung, Verletzungen an der Lippe, Stress, Menstruation, Zahnbehandlungen oder in der Schwangerschaft reaktiviert werden.

Herpes simplex Typ 2 Virus (HSV2)
20–40 Prozent der Erwachsenen tragen diese gefährlichere Virusvariante in sich, die Genital-Herpes (Herpes genitalis) auslöst. Wer das Virus hat, kann es beim Sex übertragen, auch wenn er selbst keine Symptome hat.

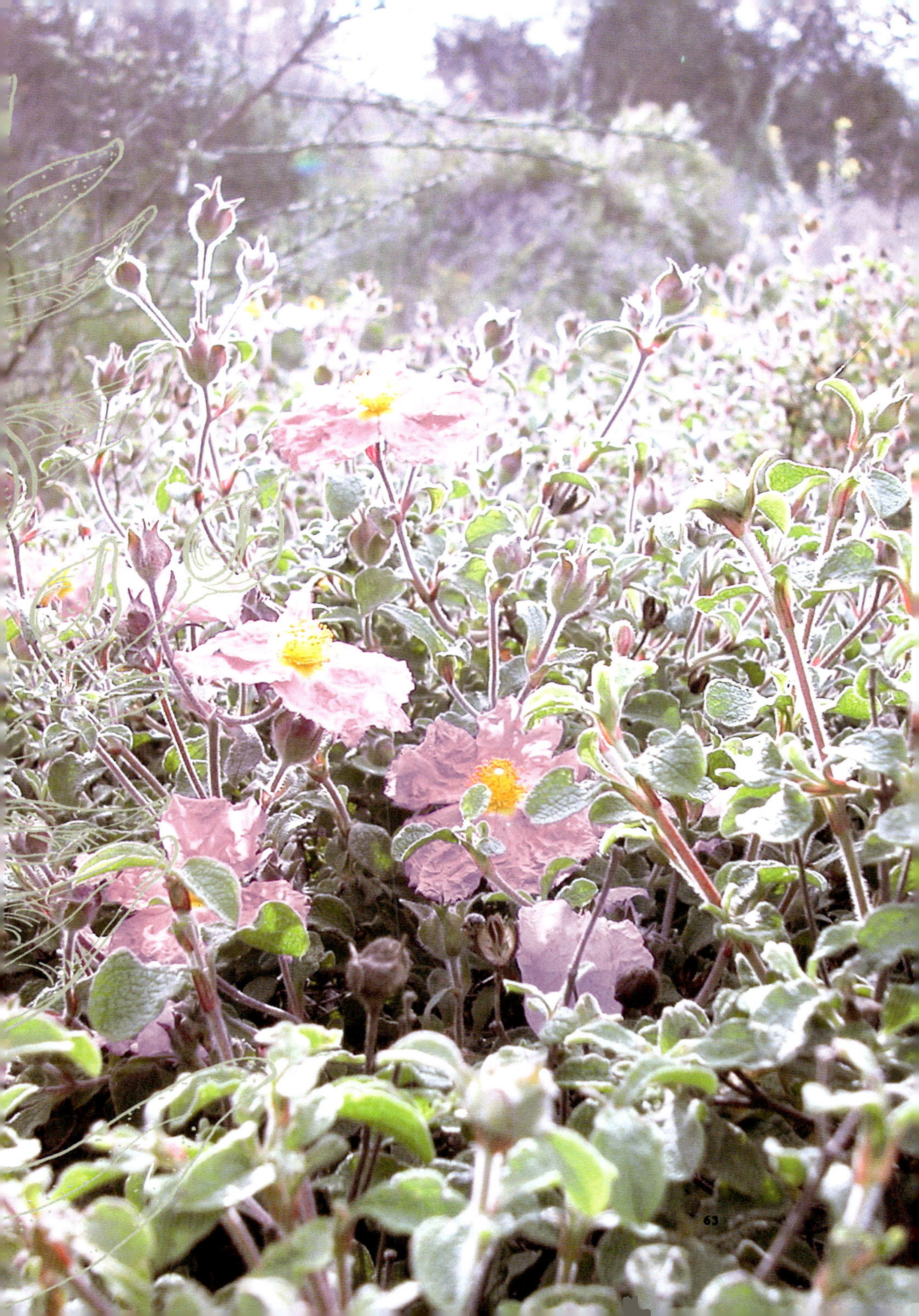

FRAGEN UND ANTWORTEN

Gibt es Nebenwirkungen bei der Einnahme von Cistus?

Bis heute sind keinerlei Nebenwirkungen bekannt. Es gibt auch keine Wechselwirkungen bei gleichzeitiger Anwendung anderer Medikamente. Zwar gibt es erst seit wenigen Jahren wissenschaftliche Versuchsanordnungen, aber andererseits wird die Pflanze seit Jahrhunderten in der griechischen Volksmedizin verwendet – nebenwirkungsfrei.

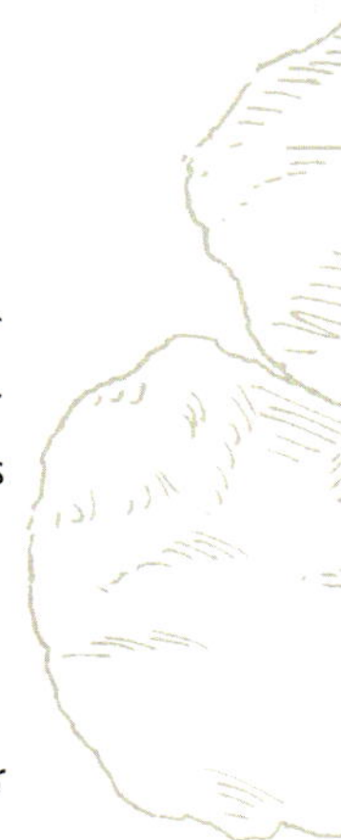

Kann man Cistus überdosieren?

Nein, eigentlich nicht. Der Körper nimmt nur die Inhaltsstoffe auf, die er wirklich benötigt, um seine Abwehrfunktionen gut erfüllen zu können. Was der Organismus nicht verwerten kann, wird ausgeschieden.

Welche Wirkstoffe in Cistus wirken heilend?

Nach dem heutigen Stand der Wissenschaft sind es vor allem die Polyphenole. Sie fangen aggressive Sauerstoffmoleküle ab, die aus der Umwelt, aber auch in unserem Stoffwechsel anfallen, und neutralisieren sie. Diese freien Radikale greifen zahlreiche lebenswichtige Zellkomponenten an, beispielsweise die Zellmembranen und werden für zahlreiche Erkrankungen und vorzeitige Alterung verantwortlich gemacht.

Ersetzt Cistus Multivitamintabletten?

Die Polyphenole in Cistus haben eine höhere antioxidative Aktivität als etwa die Vitamine C und E. Darüber hinaus unterstützen Polyphenole die Zusammenarbeit aller anderen Antioxidanzien, also auch der Vitamine C und E. Natürlich braucht der Körper viele weitere wichtige Vitalstoffe, mit denen man sich am besten durch eine vollwertige Ernährung und eventuell ergänzend durch Präparate versorgt.

Kann man mit Cistus Krebs vorbeugen?

Die Polyphenole in Cistus stärken generell die körpereigene Abwehr, und eine intakte Abwehr sorgt bekanntlich auch dafür, dass die Immunzellen effektiv gegen entartete körpereigene Zellen vorgehen. Es gibt inzwischen auch Studien, die belegen, dass Polyphenole das Risiko von Darmkrebserkrankungen erheblich verringern können.

Kann man Cistus im eigenen Garten halten?

Es gibt mittlerweile auch bei uns ein ansehnliches Angebot an verschiedenen Cistusarten als Kübelpflanzen. Einige Arten wie etwa der Cistus laurifolius sind sogar winterhart. Sie brauchen einen durchlässigen, sandigen Boden und einen sonnigen Standort.

Hilft Cistus bei Verdauungsproblemen?

In der Volksheilkunde ist Cistus ein bewährtes Mittel bei Magen-Darm-Beschwerden. Inzwischen haben Wissenschaftler nachgewiesen, dass die Pflanze schädliche Mikroorganismen wie Pilze, Kolibakterien und den Helicobacter pylori, Auslöser der Magenschleimhaut-Entzündung, eindämmen kann. Die Anwendungsbereiche sind zahlreich: von Durchfall, Blähungen, Völlegefühl bis hin zur Gastritis und Magengeschwüren. Auch Beschwerden durch Hämorrhoiden lassen sich durch Cistus lindern.

Gibt es Erfahrungen bei Neurodermitis?

Es existiert eine Studie mit Schulkindern, die eine schnelle und dauerhafte Besserung des Hautzustandes durch eine Cistuskur belegt. Diese Kinder wiesen sogar ein ausgeprägtes Krankheitsbild auf. Medikamentöse Dauertherapien hatten zuvor bei ihnen versagt.

Hilft Cistus bei Aphthen?

In einer Anwendungsstudie konnte mit Cistussud die Heilung von Aphthen – das sind kleine, runde offene Stellen auf der Mundschleimhaut – erheblich beschleunigt und auch das erneute Auftreten reduziert werden. Dagegen haben Antibiotikabehandlungen bei Aphthen schlechte Erfolge gezeigt. Oft verschlimmerten sich die Entzündungen sogar.

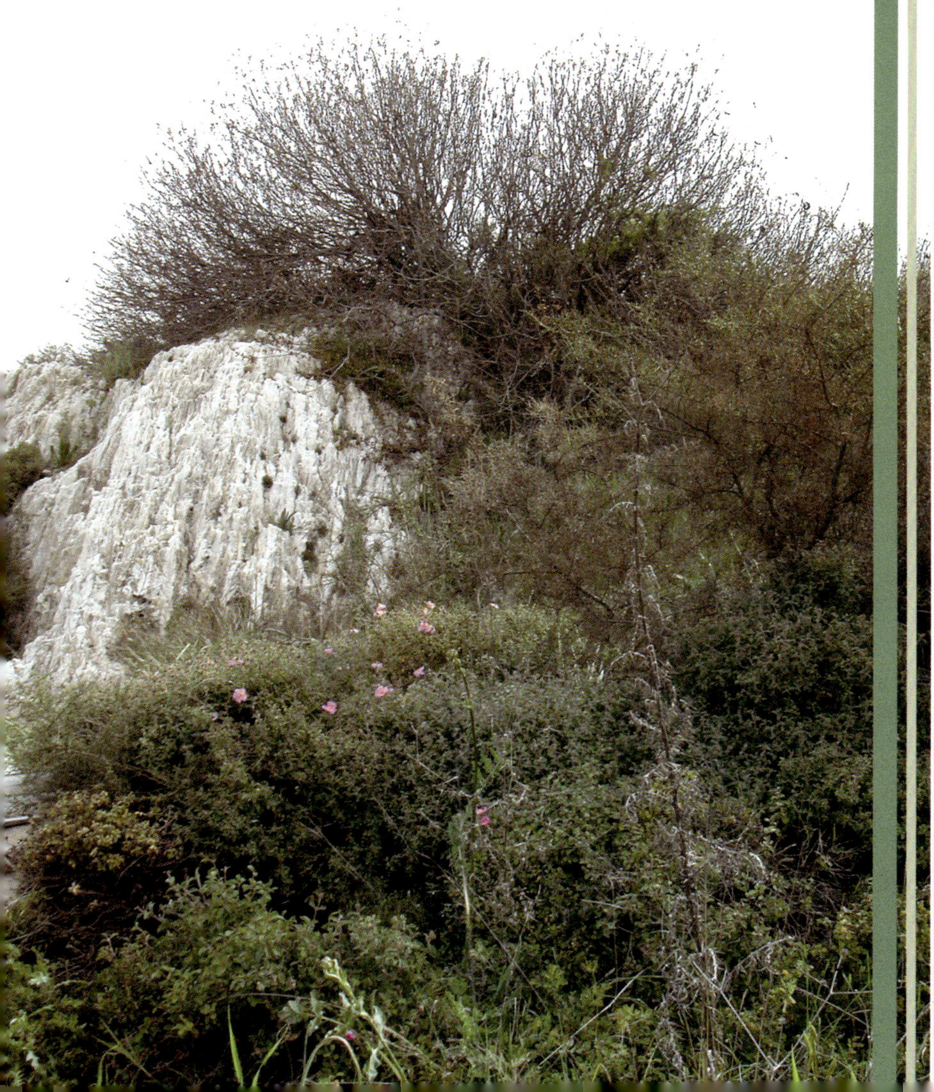

CISTUS UND SEINE PRAKTISCHE ANWENDUNG

KAPSEL:

Innerlich eingenommen zur allgemeinen Stärkung der Abwehrkräfte, bei Virus-, Bakterien- oder Pilzinfektionen, bei Magen-Darm-Beschwerden, im Rahmen einer Entgiftungskur.

Als Basis zur Herstellung einer Tinktur oder eines kleinen Aufgusses. Kapseln einfach aufbrechen und Konzentrat mit etwas Wasser vermischen.

TEE:

Als Genuss- oder Heiltee zur allgemeinen Stärkung der Abwehrkräfte, bei Virus-, Bakterien- oder Pilzinfektionen, bei Magen-Darm- und Atemwegserkrankungen und im Rahmen einer Entgiftungskur.

AUFGUSS:

Für Waschungen bei Hautjucken, Sonnenbrand, Neurodermitis, Psoriasis (Schuppenflechte), Akne, Schweißfüßen, als Wundschutz bei Säuglingen, Windeldermatitis, bei Wunden und Hautinfektionen, z. B. bei Fuß- und Genitalpilz oder bei Hämorrhoiden.

Als Sitzbad bei Hautverletzungen und Infektionen im Intimbereich, z. B. bei Genitalpilz, Hämorrhoiden oder nach der Geburt.

Als Gurgellösung zur täglichen Mundpflege, bei Entzündungen der Mundschleimhaut oder bei Atemwegserkrankungen.

Zur Inhalation bei Atemwegserkrankungen.

Tinktur:

Zum Auftupfen bei Lippen-Herpes, Pickeln und Hautunreinheiten, Ekzemen.

Breiumschläge:

Bei Hautjucken oder –entzündungen, Neurodermitis, Psoriasis, Hämorrhoiden, Akne.

Ätherisches Öl (Cistus ladanifer):

Als Hautöl (nie pur, sondern 5–20 Tropfen auf 50 ml Mandelöl) zur Förderung der Wundheilung, bei Hauterkrankungen wie Psoriasis (Schuppenflechte) oder chronischen Ekzemen.

In der Aromalampe zur Aufhellung der Stimmung.

Anmerkung:

Vorsicht beim Umgang mit Tee oder Aufguss, denn Cistus kann dunkle Flecken auf Textilien hinterlassen.

LITERATURNACHWEIS

Aronne, G. & De Micco , V. (2000). Seasonal Dimorphism in the Mediterranean Cistus incanus L. subsp. Incanus. Laboratorio di Ecologia Riproduttiva, Dipartimento di Arboricoltura, Botanica e Patologia Vegetale (Sezione Botanica), Università degli Studi di Napoli 'Federico II', via Università 100, 80055, Portici (Napoli), Italy

Attaguile, G., Caruso, A., Pennisi, G., Savoca, F. (1995). Gastroprotective effect of aqueous extract of Cistus incanus L. in rats. Pharmacol. Res. 1995 Jan;31(1):29-32.

Attaguile, G., Perticone, G., Mania, G., Savoca, F., Pennisi, G., Salomone, S. (2003). Inhibitory effects of Cistus incanus L. and Cistus monspeliensis L. on contractile responses in isolated intestinal and aortic smooth muscle of rat. 31° Congresso Nazionale della Società Italiana di Farmacologia, Trieste, 26-29 giugno 2003

Attaguile, G., Perticone, G., Mania, G., Savoca, F., Pennisi, G., Salomone, S. (2004). Cistus incanus and Cistus monspeliensis inhibit the contractile response in isolated rat smooth muscle. J. Ethnopharmacol. 2004 Jun;92(2-3):245-50.

Attaguile, G., Russo, A., Campisi, A., Savoca, F., Acquaviva, R., Ragusa, N., Vanella, A. (2000). Antioxidant activity and protective effect on DNA cleavage of extracts from Cistus incanus L. and Cistus monspeliensis L. Cell Biol. Toxicol. 2000;16(2):83-90.

Bauer, J. F. (2001). Evaluation of neutraceuticals, dietary supplements and functional food ingredients for companion animals. Journal of the American Veterinary Medical Association, 218: 1755-1760

Berliner, R., Jacoby, B., Zamski, E. (1986). Absence of Cistus Incanus from Basaltic Soils in Israel: Effect of Mycorrhizae. Ecology, Vol. 67, No. 5 (Oct., 1986) , pp. 1283-1288

Bouamama, H., Villard, J., Benharref, A., Jana, M. (1999). Antibacterial and antifungal activities of Cistus incanus and C. monspeliensis leaf extracts. Therapie. 1999 Nov-Dec;54(6):731-3.

Chinou, I., Demetzos, C., Harvala, C., Roussakis, C., Verbist, J. F. (1994). Cytotoxic and antibacterial labdane-type diterpenes from the aerial parts of Cistus incanus subsp. creticus. Planta Med. 1994 Feb;60(1):34-6.

Etkin, N. L. (1994). The cull of the wild. In: Etkin, N. L. (ed.). Eating on the wild side. The Pharmacologie, Ecologic, and Social Implications of Using Noncultigens (university of Arizona Press, Tucson, AZ.) : 1-21

Etkin, N. L. & Ross, P. J. (1991). Should we set a place for diet in ethopharmacology? Journal of Ethnopharmacology, 32: 25-36

Godfraind, T., Miller, R. & Wibo, M. (1986). Cistus. Pharmacol. Rev. 38: 321-416

Gratani, L. & Bombelli, A. (2000). Correlation between leaf age and other leaf traits in three Mediterranean maquis shrub species: Quercus ilex, Phillyrea latifolia and Cistus incanus. Environ. Exp. Bot. 43: 141-153.

Gratani, L. & Bombelli, A. (2001). Differences in leaf traits among Mediterranean broad-leaved evergreen shrubs. Ann. Bot. Fennici 38: 15-24

Guzek, G., Lange, E. (1997). Pilze im Körper, Südwest Verlag, München 1997

Hänsel, R., Stieher, O. & Steinegger, E. (1999). Pharmakognosie – Phytopharmazie (Springer-Verlag, Berlin): 532

Harnisch, G. (2000). „Cystus“, Turm-Verlag, Bietigheim 2000

Heideklang, C. (1995). Mykosen, - Ursachen und natürliche Behandlung von Pilzerkrankungen, München 1995

Lendeckel, U., Arndt, M., Wolke, C., Reinhold, D., Kahne, T., Ansorge, S. (2002). Inhibition of human leukocyte function, alanyl aminopeptidase (APN, CD13) and dipeptidylpeptidase IV (DP IV, CD26) enzymatic activities by aqueous extracts of Cistus incanus L. ssp. incanus. J. Ethnopharmacol. 2002 Feb;79(2):221-7.

Miozzi, L., Balestrini, R., Bolchi, A., Novero, M., Ottonello, S., Bonfante, P. (2005). Phospholipase A2 up-regulation during mycorrhiza formation in Tuber borchii. New Phytol. 2005 Jul;167(1):229-38.

Petereit, F. (1992). Polyphenolische Inhaltsstoffe und Untersuchungen zur entzündungshemmenden Aktivität der traditionellen Arzneipflanze Cistus incanus L. (Cistaceae), Dissertation an der Universität Münster 1992

Pieroni, A., Howard, P., Volpato, G. & Santoro, R. F. (2004). Natural Remedies and Neutraceuticals Used in Ethnoveterinary Practices in Inland Southern Italy. Veterrinary Research Communications, 28 (2004): 55-80

Pomponio, R., Gotti, R., Santagati, N. A., Cavrini, V. (2003). Analysis of catechins in extracts of Cistus species by microemulsion electrokinetic chromatography. J. Chromatogr. A. 2003 Mar 21;990(1-2):215-23.

Schilcher, H. & Kammerer, S. (2000). Leitfaden Phytotherapie (Urban & Fischer Verlag, München)

Shipley, B., Keddy, P. A., Moore, D. R. J. & Lemky, K. (1989). Regeneration and establishment strategies of energent macrophytes. J. Ecol. 77: 1093-1110

Troumbis, A., Y. (1996). Seed persistence versus soil seed bank persistence: The case of the post-fire seeder Cistus incanus L. Biodiversity Conservation Laboratory, Department of Environmental Studies, University of the Aegean, Karadoni 17, 81100, Lesbos Island, Greece. Ecoscience Volume 03 (4) 1996

Wilson, P. J., Thompson, K. & Hodgson, J. G. (1999). Specific leaf area and leaf dry matter content as alternative predictors of plant strategies. New Phytol. 143: 155-162

Wölbling, R., H. (1993). Prüfung der pflegerischen Eigenschaften von Cistus-incanus-Extrakt bei unreiner Haut, Studie an der Johann-Wilhelm-Ritter-Klinik, Fachklinik für Hauterkrankungen, Bad Rothenfelde 1993

Yaday, R. K., Karamanoli, K., Vokou, D. (2005). Bacterial colonization of the phyllosphere of mediterranean perennial species as influenced by leaf structural and chemical features. Microb. Ecol. 2005 Aug;50(2):185-96. Epub 2005 Oct 13.

Zaretsky, M., Kagan-Zur, V., Mills, D., Roth-Bejerano, N. (2006). Analysis of mycorrhizal associations formed by Cistus incanus transformed root clones with Terfezia boudieri isolates. Plant Cell Rep. 2006 Feb;25(1):62-70. Epub 2005 Dec 2.

Zohary, M. (1995). Pflanzen der Bibel, Calwer Verlag, 1995

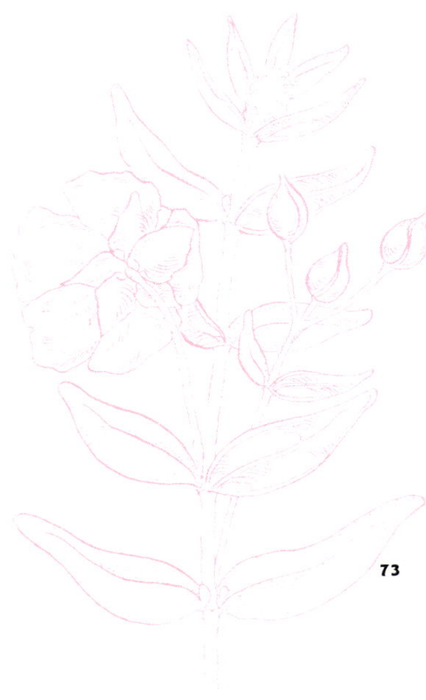